MOT《エムオーティー》サイクルでスタッフが変わる

患者さんを迎えてから見送るまで

歯科医院での対人コミュニケーション・自己評価できる決定的瞬間80

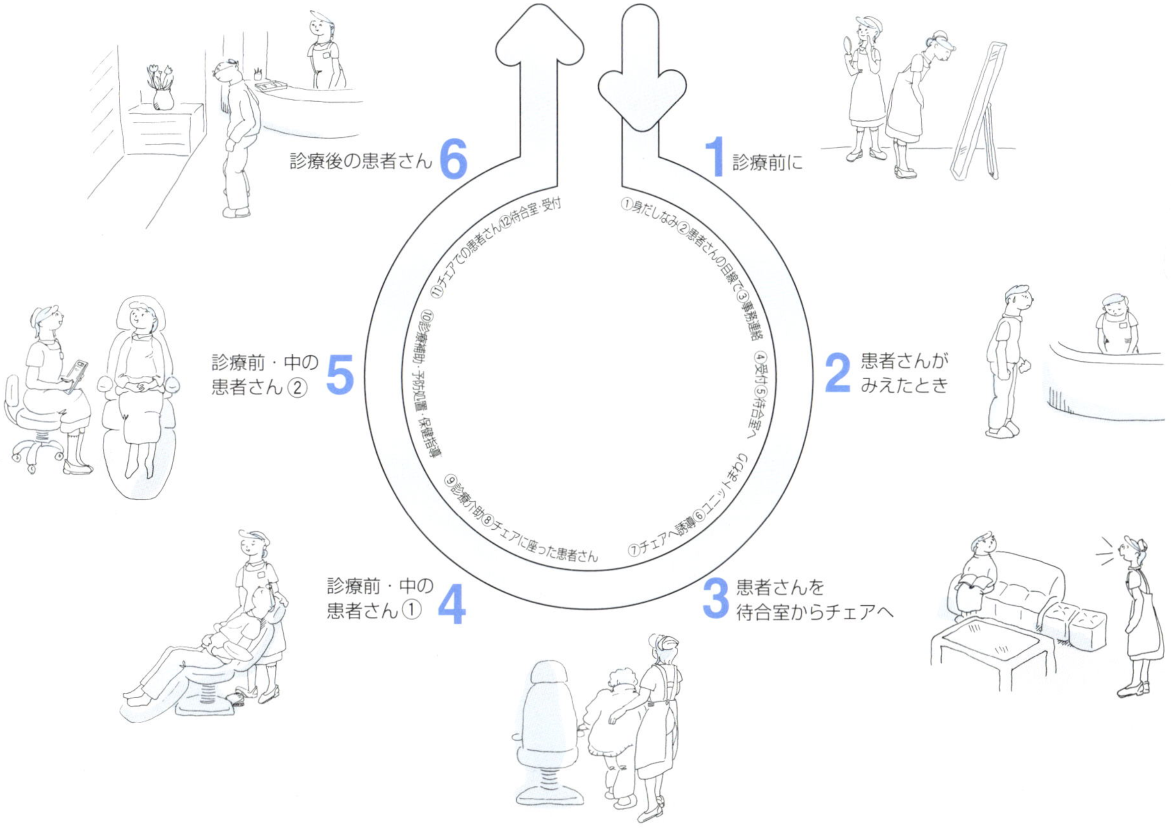

はじめに

コ・デンタルスタッフの皆さんへ

●この本の目標

いま歯科医院は、患者さんから選択され、評価される環境にあります。患者さんが、歯科医院を選択するときは、“どのような歯科診療サービスを受けられるか”見きわめたうえで決めていることでしょう。

さて、評価されやすい歯科医療サービスのなかに、コ・デンタルスタッフの接遇・応対サービスがあります。そこで、この本は歯科衛生士や歯科助手の人たちが、歯科医院での対人コミュニケーション能力を高めることを目標にしてあります。

●キーワードはMOTサイクル

患者さんは、来院してから帰るまでのサイクルのなかで、コ・デンタルスタッフと接するとき、満足や不満を感じる瞬間があります。この瞬間は、決定的瞬間（MOT=Moments of Truth）といわれています。歯科医院のように患者さんを迎えてから見送るまでのサイクルのなかでみられる決定的瞬間のつながりをMOTサイクルといいます。

そこで、MOTサイクルからみた歯科医院でのコミュニケーションを“患者さんを迎えてから見送るまでの決定的瞬間80”とした評価票を作成しました。

●3つのお願い

①評価票で、歯科医院での対人コミュニケーション能力を自己評価し、改善点をみつけてください。

②改善点は、歯科医院全体で話し合い、決めるとよいでしょう。

歯科医院の仕組みのなかで取り組む改善点と、コ・デンタルスタッフとしての個人レベルで取り組む改善点があるからです。

③改善点に取り組むときは、この本の解説を参考にしてください。

●この本を活用することで

私は、「コ・デンタルスタッフの皆さんが、患者さんから、安心し信頼され、そして満足していただける質の高い歯科医療サービスを提供できるように変わること」を期待しています。

平成14年10月　　髙津　茂樹

もくじ

第1章　本書の使い方

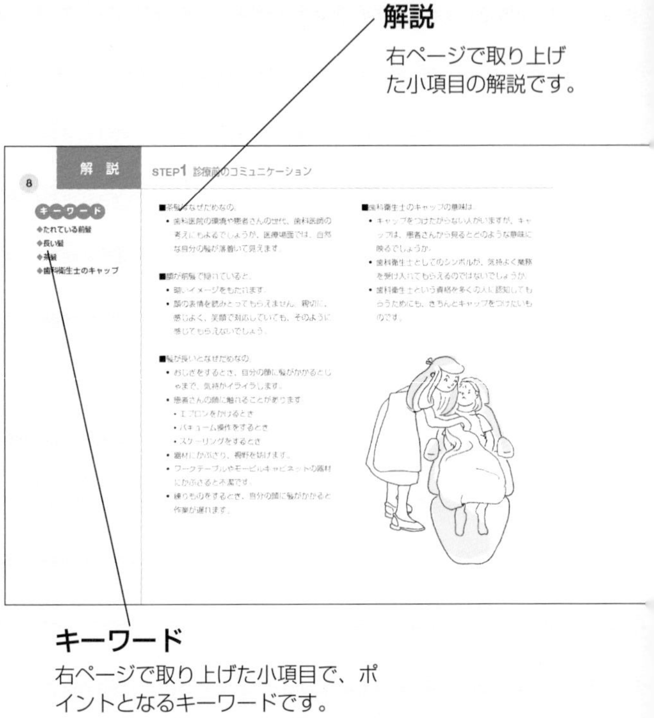
解説
右ページで取り上げた小項目の解説です。
8
解　説
STEP1 診療前のコミュニケーション
キーワード
◆たれている前髪
◆長い髪
◆歯科衛生士のキャップ
キーワード
右ページで取り上げた小項目で、ポイントとなるキーワードです。

自己評価してみよう
患者さんを迎えてから見送るまでの決定的瞬間80

●この本は、歯科医院での対人コミュニケーション能力を、「読みながら自己評価していく」ことを基本に編集してあります。

●評価項目は、「患者さんを迎えてから見送るまでのサイクルのなかでの決定的瞬間（MOT）」を80の小項目にまとめてあります。（8p～111p）

●小項目は、ページが見開き構成にしてあります。各ステップの小項目を右ページ､その解説を左ページに記載してあります。

●まず、右ページの小項目の評価をすすめます。どうしても小項目の意味が分からなかったり､疑問に思った場合を除いて､いっ気に集計表（112p)､そしてレーダーチャート作り（113p）まですすめてください。

●次に、自己評価した結果を分析し、改善点をみつけてもらいます。
改善点をみつけてもらうために、指標を3つあげておきました。同時に参考データを掲載しておきましたので、自分の評価点と比較しながら改善点をみつけるとよいでしょう。

●改善点は、歯科医院全体で話し合い、決めるとよいでしょう。これは、歯科医院の仕組み（システム）のなかで取り組む改善点とコ・デンタルスタッフとしての個人レベルで取り組む改善点があるからです。

●改善点に取り組むときは、小項目の左ページの解説を参考にしながらステップごとにマスターしていきましょう。

大項目

患者さんを迎えてから見送るまでのサイクルのなかで
大項目6、中項目12、小項目80に分けてあります。

中項目　小項目

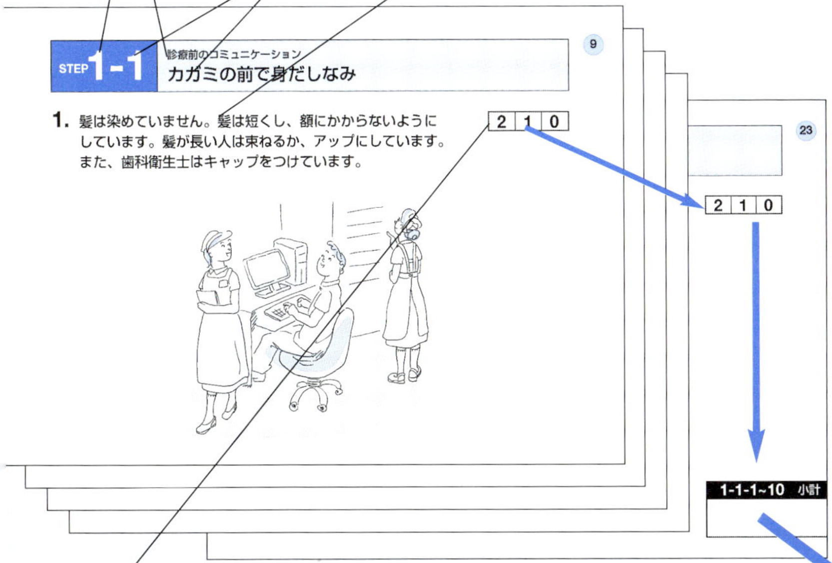

大項目ごとの小計

評価点数

●評価していただく小項目の右側に、数字を併記してあります。
数字の内容は、下記のようになっています。

2点
- 適切におこなっている
- 適切な形で存在する
- 積極的におこなっている

1点
- 適切さに少し欠けている
- 存在するが適切さに欠けている
- 消極的にしかおこなっていない

0点
- 適切でない
- 存在しない
- おこなっていない

●あてはまる数字に〇印をつけ、大項目ごとに小計をだし、合計を集計表に記入してください。

集計表 112p

大項目	中項目	小項目	自己評価点
1 診療前のコミュニケーション	1 カガミの前で身だしなみ 2 患者さんの目線で準備 3 簡単な事務連絡	10 （満点 20点）	
2 患者さんがみえたとき、受付・待合室でのコミュニケーション	4 受付に迎えた患者さん 5 待合室で待っている患者さん	15 （満点 30点）	
3 患者さんを待合室からチェア誘導するときのコミュニケーション	6 誘導する前に、準備しておきたいユニットまわり 7 待合室の患者さんを呼び、チェアまで誘導	15 （満点 30点）	
4 診療前・診療中の患者さんへのコミュニケーション1	8 チェアへ座った患者さん 9 診療介助をするとき	15 （満点 30点）	
5 診療前・診療中の患者さんへのコミュニケーション2	10 診療補助・予防処置・保健指導をするとき	10 （満点 20点）	
6 診療後の患者さんへのコミュニケーション	11 チェアでの患者さん 12 待合室・受付での患者さん	15 （満点 30点）	
	合　計	80 （満点 160点）	

歯科医院での MOTサイクル・レーダーチャート

113p

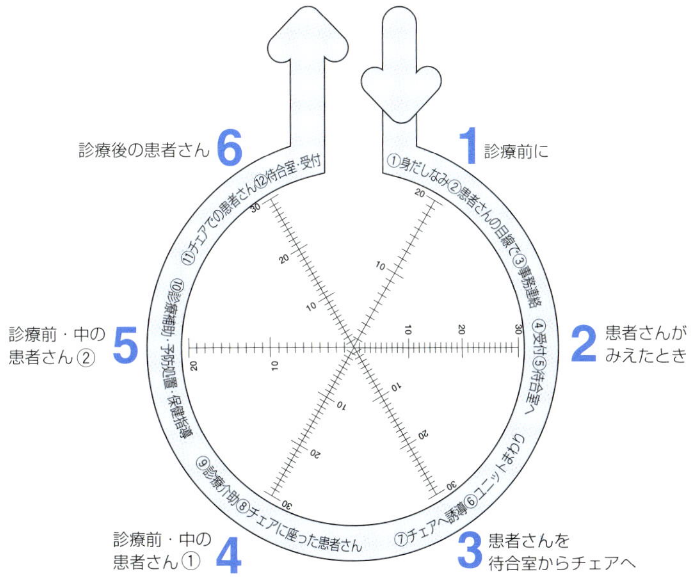

集計表からレーダーチャートを作成します。
1点が1目盛です。

第2章

自己評価してみよう、
患者さんを迎えてから見送るまでの決定的瞬間80

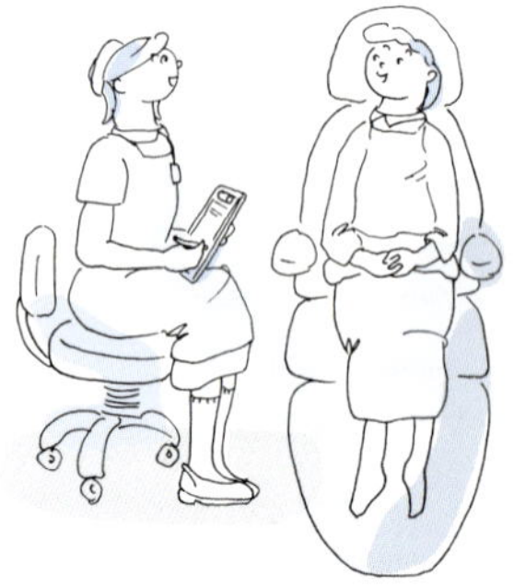

STEP
1

診療前のコミュニケーション

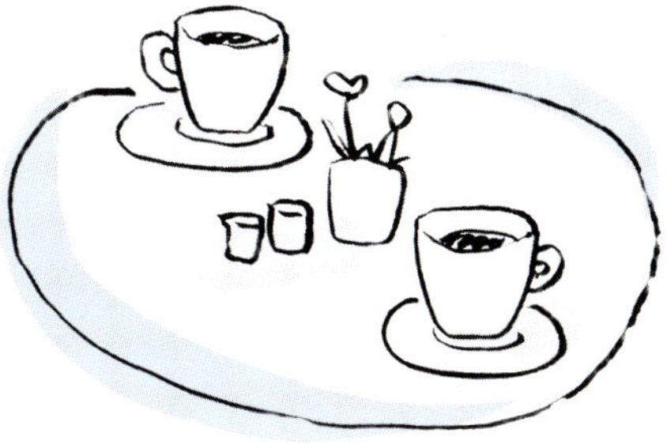

point

●ユニフォームに着がえたら、カガミの前で身だしなみのチェックをしていますか。

●カガミの前で、笑顔づくりの練習をしていますか。

●患者さんになったつもりで、玄関から入り、受付や待合室、化粧室などをチェックしていますか。

●患者さんになったつもりでチェアに座り、ユニットまわりをチェックしていますか。

●歯科医院の１日を元気づける、ブリーフィングとワンポイントレッスンをおこなっていますか

STEP1 診療前のコミュニケーション

キーワード

- ◆たれている前髪
- ◆長い髪
- ◆茶髪
- ◆歯科衛生士のキャップ

■茶髪はなぜだめなの。

- 歯科医院の環境や患者さんの世代、歯科医師の考えにもよるでしょうが、医療場面では、自然な自分の髪が落着いて見えます。

■額が前髪で隠れていると。

- 暗いイメージをもたれます。
- 顔の表情を読みとってもらえません。親切に、感じよく、笑顔で対応していても、そのように感じてもらえないでしょう。

■髪が長いとなぜだめなの。

- おじぎをするとき、自分の顔に髪がかかるとじゃまで、気持がイライラします。
- 患者さんの顔に触れることがあります。
  - エプロンをかけるとき
  - バキューム操作をするとき
  - スケーリングをするとき
- 器材にかぶさり、視野を妨げます。
- ワークテーブルやモービルキャビネットの器材にかぶさると不潔です。
- 練りものをするとき、自分の顔に髪がかかると作業が遅れます。

■歯科衛生士のキャップの意味は。

- キャップをつけたがらない人がいますが、キャップは、患者さんから見るとどのような意味に映るでしょうか。
- 歯科衛生士としてのシンボルが、気持よく業務を受け入れてもらえるのではないでしょうか。
- 歯科衛生士という資格を多くの人に認知してもらうためにも、きちんとキャップをつけたいものです。

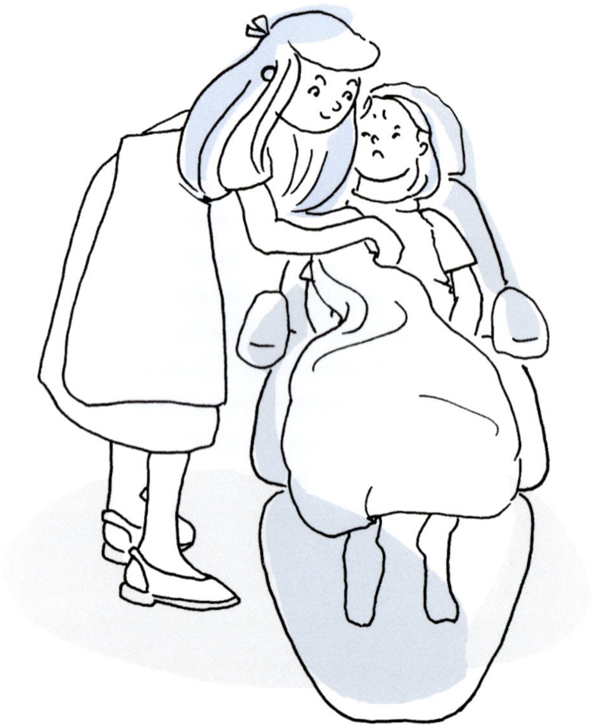

STEP 1-1

診療前のコミュニケーション

カガミの前で身だしなみ

2	1	0

1. 髪は染めていません。髪は短くし、額にかからないようにしています。髪が長い人は束ねるか、アップにしています。また、歯科衛生士はキャップをつけています。

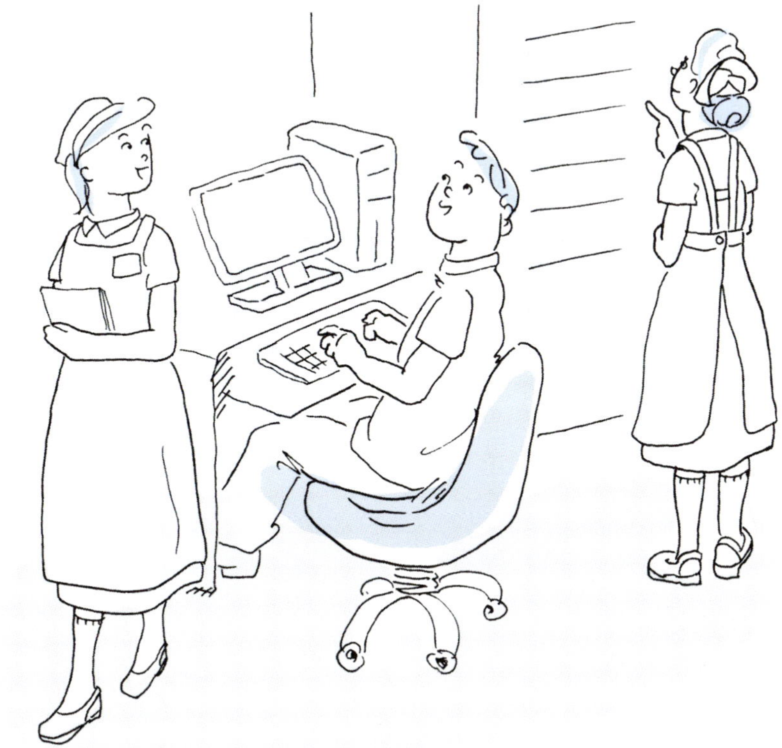

STEP1 診療前のコミュニケーション

キーワード

◆お化粧
◆ユニホーム
◆シューズかサンダルか
◆ソックス

■患者さんが、コ・デンタルスタッフのお化粧や服装から受けるイメージは、初対面の数秒できまります。医療人にふさわしいTPOがあります。イヤリング、指輪なども控えたいものです。

■ふさわしくないお化粧は。

- 厚化粧し、派手にみえるのは、違和感があります。
- お化粧をしないために、活気がなく、病人のように見えるのも困ります。

■ユニホームを汚すのは。

- 印象材　• 赤染剤　• サホライド　• 歯面研磨剤
- 石膏　• 現像液　• 定着液などを扱うときです。
  とくに忙しいと気持が焦り汚してしまいます。

■汚すタイプの人をみていると。

- 仕事は早いが雑です。
- 生まれつき器用ではありません。
- なかなかコツがのみ込めません。
- 作業手順を理解していないので、段取りがうまくいっていません。
- 足場、身体の向き、作業面のレイアウトなどが適切でありません。
- 作業をしている手元から、目を離しています。

■きちんと仕事ができる人をみていると。

- 仕事は遅いがていねいです。
- 器材をきれいに扱い、まわりを汚しません。
- 生まれつき器用です。
- コツをのみ込むのが早いようです。
- 作業手順を理解し、段取りがうまくいっています。

■シューズは、つま先まであるものを選びます。物を落としたとき、足先にケガをしないですみます。また、汚れていないか気をつけます。

■シューズのカカトを折ってはいていると。

- だらしなく見えます。
- パタパタ音をたてて歩くようになります。
- つまずきやすくなります。

■サンダルは、カジュアルなはき物です。患者さんへの接遇を考えると、不適切です。

■ソックスは。

- しわを作らないようにきちんとはきます。
- ユニフォームの色とマッチさせます。
- ルーズソックスや素足はよくありません。

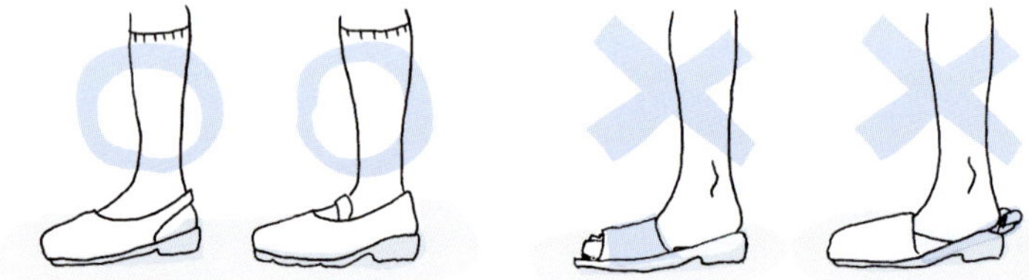

STEP 1-1 診療前のコミュニケーション

カガミの前で身だしなみ

2. お化粧は、医院の雰囲気にふさわしく、健康そうに見えます。

2	1	0

3. ユニホームやソックス、シューズなどは、きちんとしています。

2	1	0

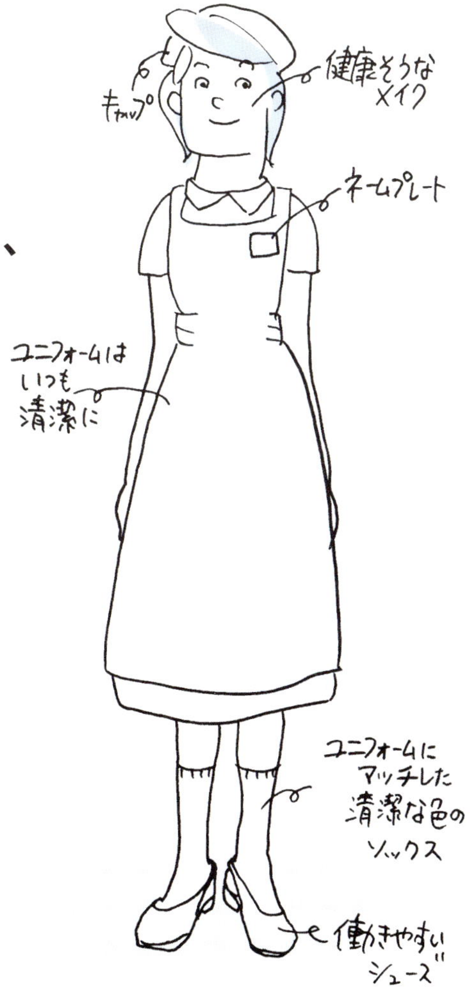

STEP1 診療前のコミュニケーション

キーワード

◆ネームプレート

◆爪の長さの目安

■ネームプレートの役割は。

- 患者さんに職種を理解してもらえます。
- 患者さんに名前を覚えてもらえます。
- 歯科衛生士・歯科受付秘書・歯科助手が、それぞれの職種と業務内容を自覚できます。

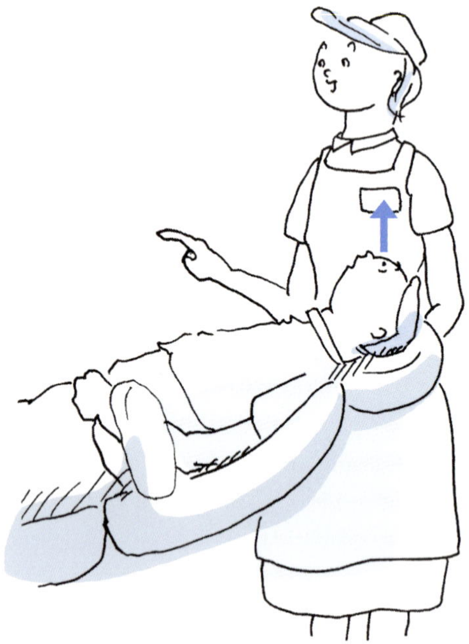

■爪は。

- 爪の中に汚れがついていないように気をつけます。
- 爪の長さは、手の掌から見て、爪がのぞいていないのを目安とします。

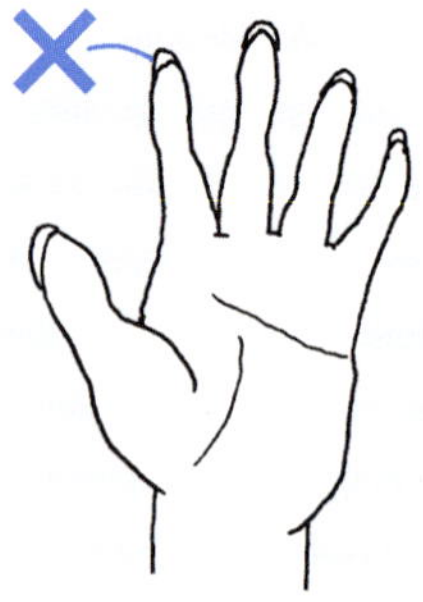

■ 爪が長いとなぜダメなの。

- 患者さんに――保険証や診察券を受け渡しをするとき、手に触れます。
- 先生に――器材の受け渡しをするとき、手に触れます。
- 自分に――器材を片づけるとき、ケガをします。

STEP 1-1

診療前のコミュニケーション

カガミの前で身だしなみ

4. ネームプレートをつけ、職種をわかりやすく表しています。

2 1 0

5. 爪は短くしてあり、マニュキュアはつけていません。

2 1 0

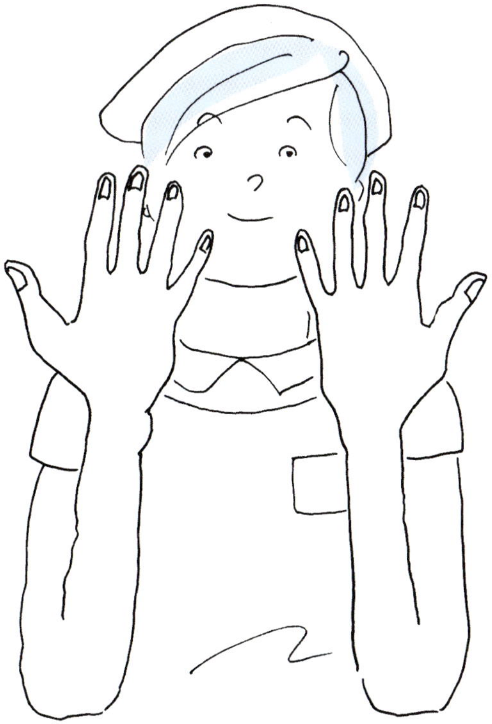

STEP1 診療前のコミュニケーション

キーワード

- ◆カガミを見て顔の表情と姿勢をチェック
- ◆三線譜での発声法
- ◆顔の表情づくり

■カガミの前で笑顔づくりが終わったら、勤めている歯科医院の名前を一音一音はっきりと声に出し、高低にも気をつけます。

- 三線符で表現してみましょう。

○○○
おはようございます　1秒
歯科医院です

- 歯科医院の前に１秒の間をおきます。
- 歯科医院の名前（○○○）は、トーンを少し上げ、ゆっくり、強めに一音一音はっきり発声します。

■顔の表情づくりは。

- 母音三角形とオノマトペ（は行擬声語）を使って、一音一音はっきり発声する練習をしてみましょう。
- 顔の表情だけでなく、姿勢も背すじを伸ばしてみましょう。

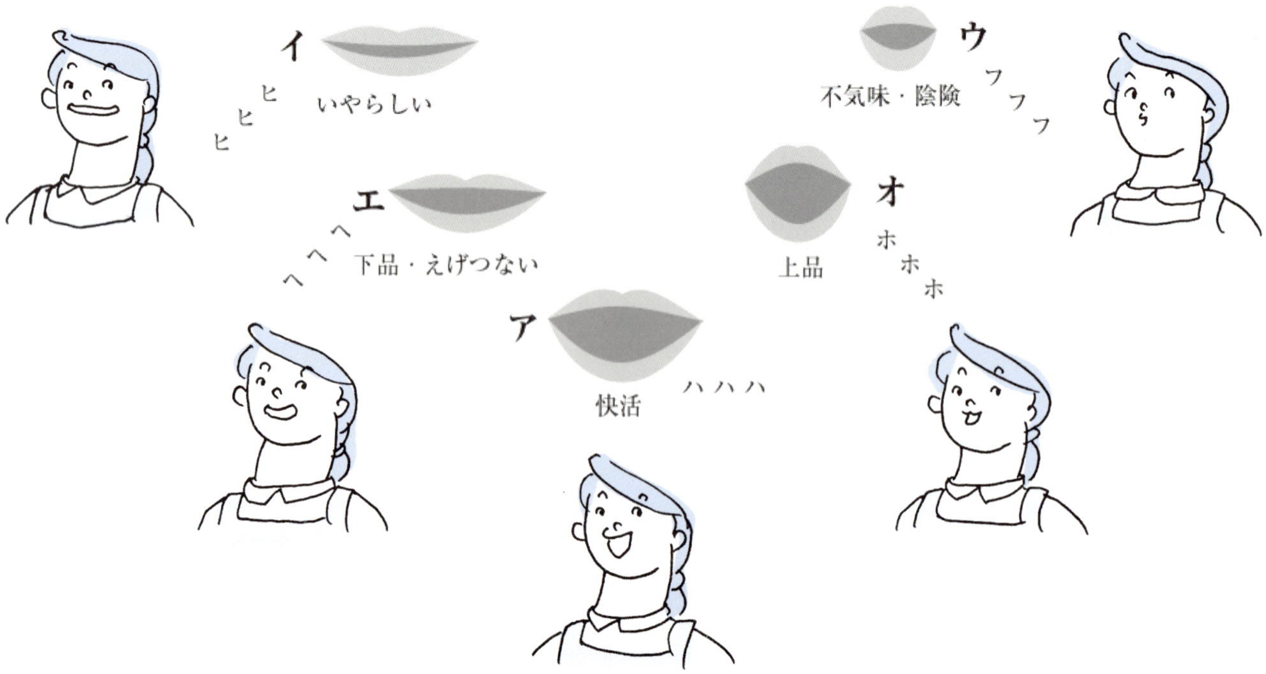

STEP 1-1

診療前のコミュニケーション

カガミの前で身だしなみ

2	1	0

6. カガミを見て、笑顔で「おはようございます」といいながら、おじぎをしています。

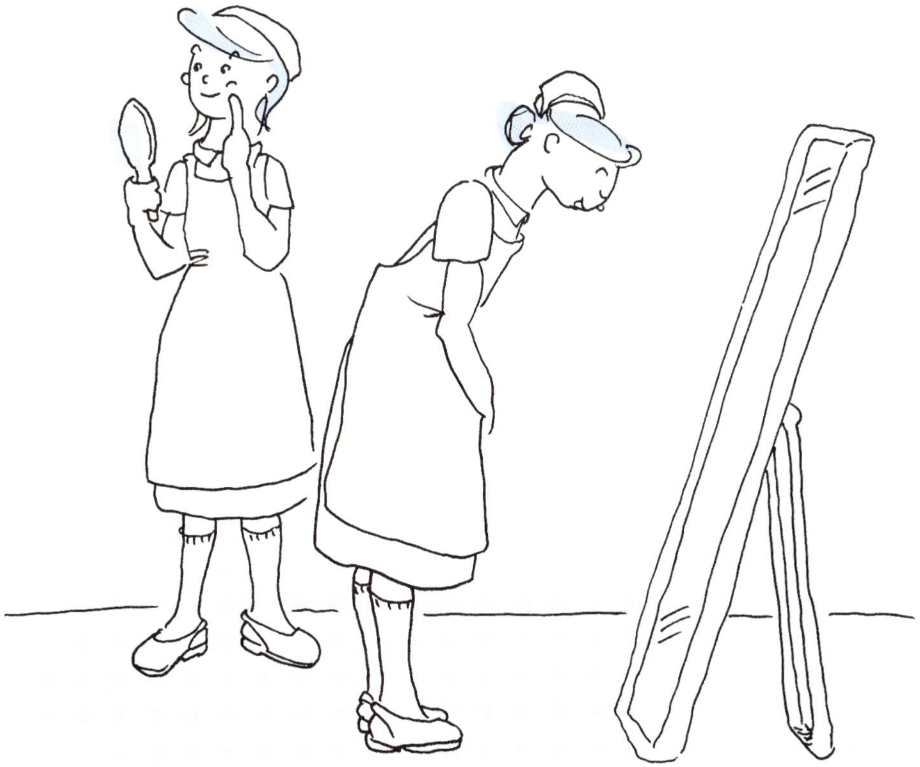

STEP1 診療前のコミュニケーション

キーワード

◆4Sと1H
◆共有している化粧室
◆スリッパ
◆本、置き物、植木鉢
◆チェックシート

■歯科医院のイメージは。

- 清潔感と快適性が必要です。
- 4Sと1Hを合言葉にしてチェックします。
  整理　整頓　清潔　清掃　保全

■患者さんと共同で使用している化粧室は。

- スタッフが使用したときは、意識してチェックします。
- ティッシュの補充、巻紙はだらしなくなっていないか確かめます。
- シンクは、毛髪が落ちていないか確かめ紙タオルで拭いておきます。
- 高齢者、幼児が使用したあとは、さりげなくチェックをします。
- 歯みがきしたあと、歯磨剤が流れていないことがよくあります。
- 患者さんと別になっているところは、定時の見まわりをきちんとします。
- トイレは、ウォシュレットを備えておきます。

■スリッパは上等なものを大切に。

- 重ねないように保管、殺菌ボックスを利用するのもよいでしょう。
- 雨の日には、スリッパ立てのところへタオルを置いておきます。

■待合室のいすに座ってみます。

- 本や置き物、植木鉢などが乱れていませんか。
- 患者さんの世代・職業に合わせた本にします。
  季刊、隔月刊のものなどが長く読んでもらえます。

■外食店舗の化粧室チェックシートからのヒントです。

朝、診療がはじまる前だけでなく、診療時間の間でも、スリッパ、待合室、床などをチェックします。

	A M			P M		
	10	11	12	2	3	4
1						
2						
3						
4						
5						
6						
7						
8						
9						
21						
22						
23						
24						
25						
26						
27						
28						
29						
30						
31						

STEP 1-2

診療前のコミュニケーション

患者さんの目線で準備

7. 玄関から入り、受付、待合室、化粧室などをまわり、患者さんの目線でチェックしています。

2	1	0

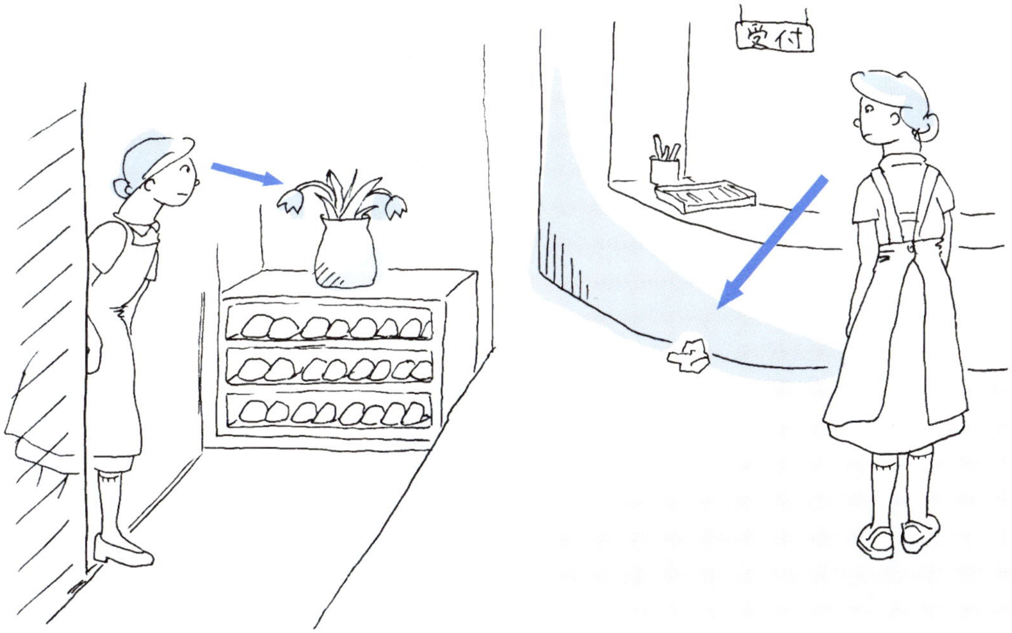

解　説

STEP1 診療前のコミュニケーション

キーワード

◆ユニットまわり
◆チェックの順番
◆スピットンの中

■ユニットまわり。

- 整理、整とんされていると、安定感があり安心します。

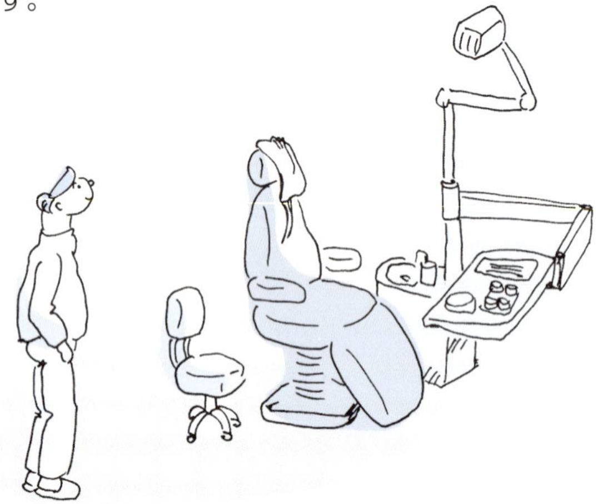

- 乱れていると。
  落ち着きません。不安定で不安になります。
  「この先生、大丈夫かな」と心配します。
  忙しい時こそ気をつけたいものです。

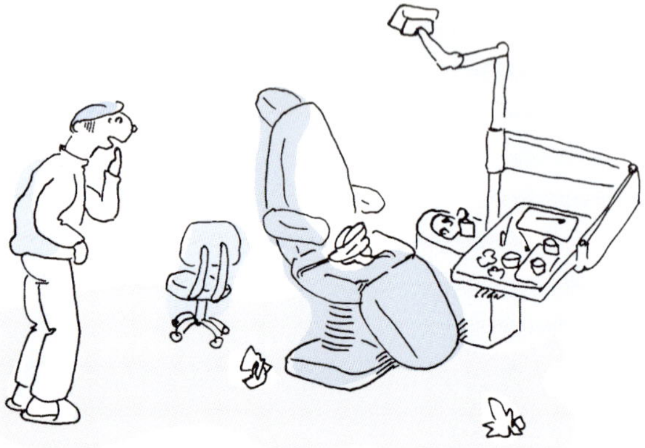

■チェックする順番を決めておきます。

- ライトのホコリ
- コード（エアタービン、エンジン、スリーウェイシリンジ）は、よじれていないか
- ワークテーブルのレイアウトや水平面のホコリ
- スピットンの中
- スピットンとチェアの間

■スピットンの中は。

- 乾いていると、汚れがよく見えます。
- 一度流しておきます(玄関の打水と同じ)。
- 真上から見ると汚れていないが、患者さんの目線から見ると、汚れが目立ちます。
- アルジネート印象材、ソフトライナー、ワックス、研磨用歯磨剤、赤染剤などは、とくに汚れが目立ちます。

STEP 1-2

診療前のコミュニケーション

患者さんの目線で準備

8. チェアに座り、患者さんの目線でユニットまわりをチェックしています。

2	1	0

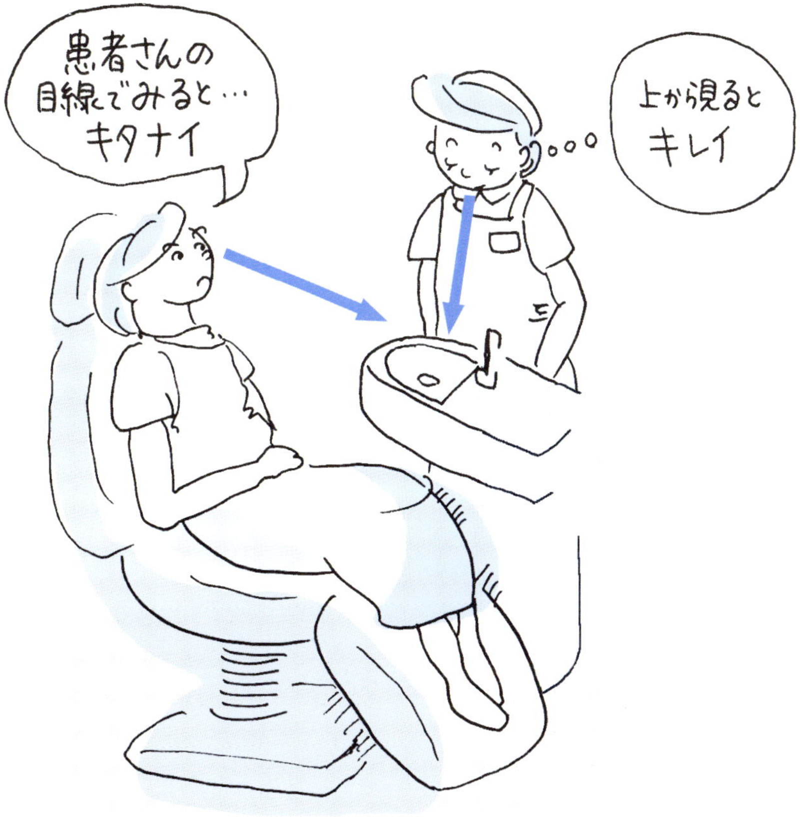

STEP1 診療前のコミュニケーション

キーワード

◆ブリーフィング（事務連絡）

■コミュニケーションをスムースに行なう基本は。

- 報告・連絡・相談（ほうれん草といわれています）を密にすることです。
- とくに診療開始前、全員が10分間ほど簡単な事務連絡（ブリーフィング）をします。
- 次のようなチェックシートを作成しておきます。

ブリーフィング・チェックシート

●昨日のできごとから
1 院長が出かけた後の電話・訪問者
2 約束時間に、無断で来院しなかった患者
3 未処理事項
4 その他

●今日の予定から
5 初診患者、緊急の再来初診患者、定期健診者
6 急患を診察できる時間帯
7 電話をかける。かかってくるところ、訪問者
8 技工、材料、薬品、歯ブラシなどの発注・受注
9 診療後の院長のスケジュールと連絡先
10 その他

■ブリーフィング・チェックシートの項目について少し解説しておきます。

1 相手の名前、電話番号、差し障りなければ用件を聞いておきます。
再度かかってくるか、こちらからかけるかどうかを報告します。

2 こちらから電話をかける。あるいは、かかってきたとき、約束時間はどうするかなど指示をもらいます。

3 未処理ノートに記載しておきます。

4 その他
- 患者さんからの質問
- 感じのいい患者さん、悪い患者さん
- 機械・器具などの故障、破損
- ミス事例・ヒヤリハット事例

など情報を共有しておきます。

5 初診患者は、紹介者やトラブルの有無。
緊急の再来初診患者は、トラブルの部位、現症。
定期健診者は、トラブルの有無などの聴きとりをしておく必要があります。

6 余裕時間が無いときは、緊急を要するかどうか聴きとりをし院長に報告、指示をもらいます。

7 電話がかかってくるときは、処理の仕方を確認しておきます。

8 発注材料は、メーカーと数量を確認しておきます。

9 出先に電話をしていいか。院長が直接電話口に出られるか。メモをまわすことができるかなど確認しておきます。

10 その他
- 予定の患者さんのなかで、とくに配慮する人がいるか確認しあいます。
- スタッフからの相談、提案があれば、発言してもらいます。

STEP 1-3

診療前のコミュニケーション

簡単な事務連絡

9. 1日を活性化させるために、ブリーフィング（簡単な事務連絡）をおこなっています。

2	1	0

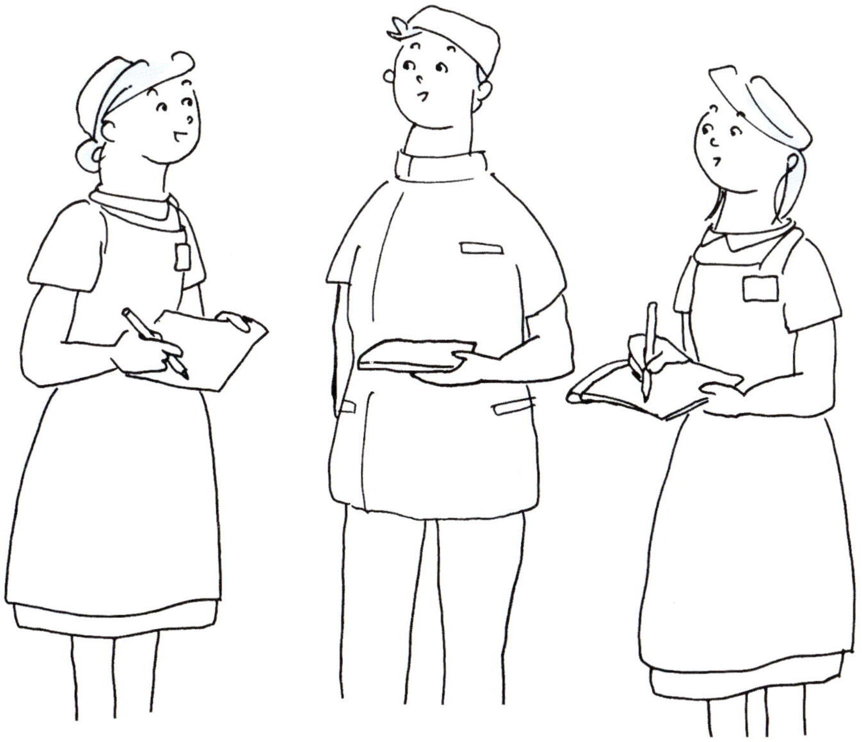

STEP1 診療前のコミュニケーション

キーワード

◆ブリーフィング
◆ワンポイント・レッスン

■ワンポイント・レッスン。

- 院長はA7判のメモ帳に、診療中に注意したことを記入しておきます。
- 翌朝のブリーフィング時に、スタッフ共有のテーマ「こんな時、どうする」としてレッスンします。

歯科受付秘書

「無断で来院しなかった患者さんから、電話がはいった」

次の時間を約束したら、
「どうしても都合が悪くなったときは、前もって電話をもらうようお願いしてください。

歯科衛生士

「歯石を除去したあと、患者さんから、前歯の裏側が少しザラザラすると言われた」

スケーリング後、患者さんのほうから苦情を言われる前に、

「前歯の裏は、少し舌ざわりが悪いと思いますがいかがですか」とこちらから尋ねるようにします。

また、冷たい水や空気にスーと感じたりしみることがあるかもしれない。歯が少し浮いた感じがでるかもしれないことなど予告しておきます。これらは、次に来院したとき、こちらから尋ねるようにします。

歯科助手

「根管治療後、仮封するときネオダイの量が定まらない」

液1滴に対し粉末2杯の量をきちんと取り出します。
治療している歯の穴の大きさをバキュームを使うときに観察し、液と粉末の量を決めます。穴の大きさによって液、半滴、1.5滴を決めそれに合わせ粉末を取り出すようにします。

■ブリーフィングとワンポイント・レッスンが終わると、全員のテンションが高まります。
「今日もよろしくお願いします」と声をかけあって職務につきます。

STEP 1-3

診療前のコミュニケーション

簡単な事務連絡

2	1	0

10. 昨日の問題点について、ワンポイントレッスンをおこなっています。

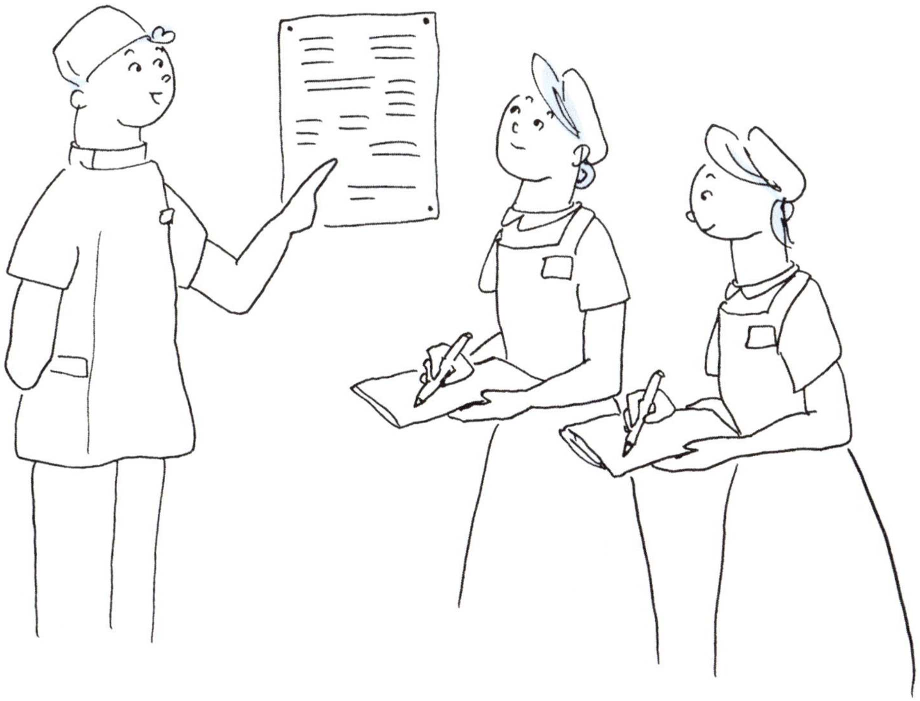

1-1-1~10 小計

STEP 2

患者さんがみえたとき、
受付・待合室でのコミュニケーション

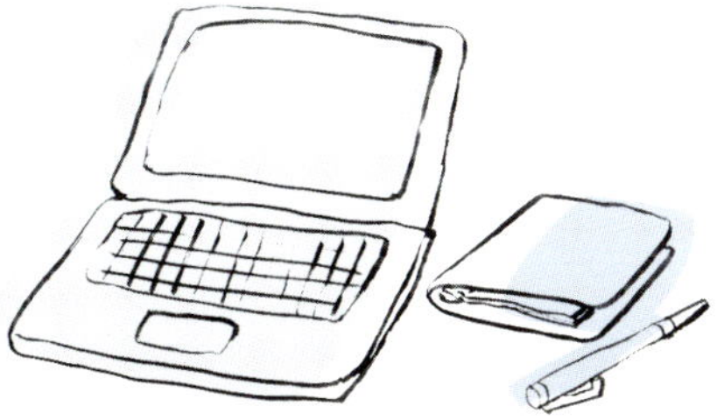

point

●患者さんを迎えたとき、どのような心くばりをしていますか。

●待合室の患者さんへ、どのような心くばりをしていますか。

STEP2 患者さんがみえたとき、受付・待合室でのコミュニケーション

キーワード

◆挨拶
◆声をかけるタイミング

■挨拶はこちらから。

- 心配や不安をもった患者さんには、受付のほうから、先に笑顔で話しかけます。
- このとき、下を向いたまま、手を休めないで挨拶することがないようにします。
  今、手がけている仕事を中断しても、挨拶を優先したいものです。
- 電話中または他の患者さんと応対中なら、会釈をし目くばりで挨拶します。後で「～さん、おはようございます」とフォローを忘れないようにします。

■声をかけるタイミングをつかむ。

- ドアを開ける音、あるいはドアーチャイムで察知します。
- アポイントメント・ブック（時間約束簿）を見て「そろそろ、この患者さんがみえるナ…」と注目しておきます。

■相手の目を見て話すのはむずかしい。

- 1～3秒目を見て、そらします。
- 7～10秒ぐらいしたら目を合わせます。
- 患者さんの目がそれても一瞬そらさないようにします。

■すでに通院している再来の患者さんには。

「おはようございます。しばらくお待ちください」という決まり文句のほかに、その患者さんにふさわしい言葉をみつけたいものです。
「電車は混んでいましたか。大へんでしたネ…」
「暑い（寒い）ところ大へんだったでしょう…」
「旅行はいかがでしたか…」

■はじめての患者さんは。

- 受付はどこかナ。受付に人はいるかナ。
  （心配、不安です）
- 受付が下をむいたまま仕事をしている。
  こちらを向いてくれない。
  （不満です）
- 受付へ話しかけるのは勇気がいる。
  （とまどっていたり、オドオドしている）

■「おはようございます。どうなさいましたか」と声をかけられると、話すきっかけができて、ホッとするものです。

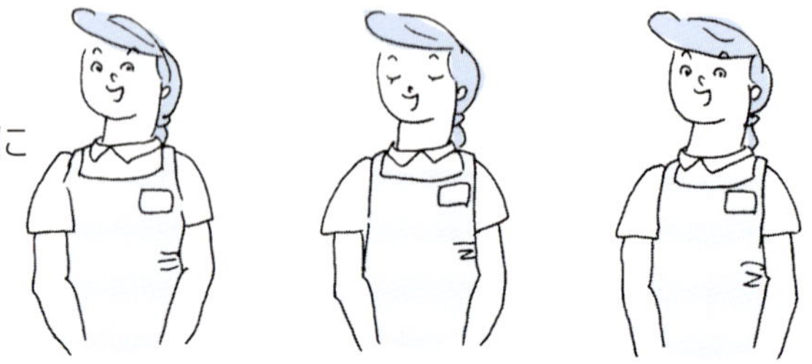

STEP 2-4

患者さんがみえたとき、受付・待合室でのコミュニケーション

受付に迎えた患者さん

1. 患者さんがみえたときは、手を休め立ち上がります。
相手の目を見て笑顔で、こちらから先に挨拶をしています。

2	1	0

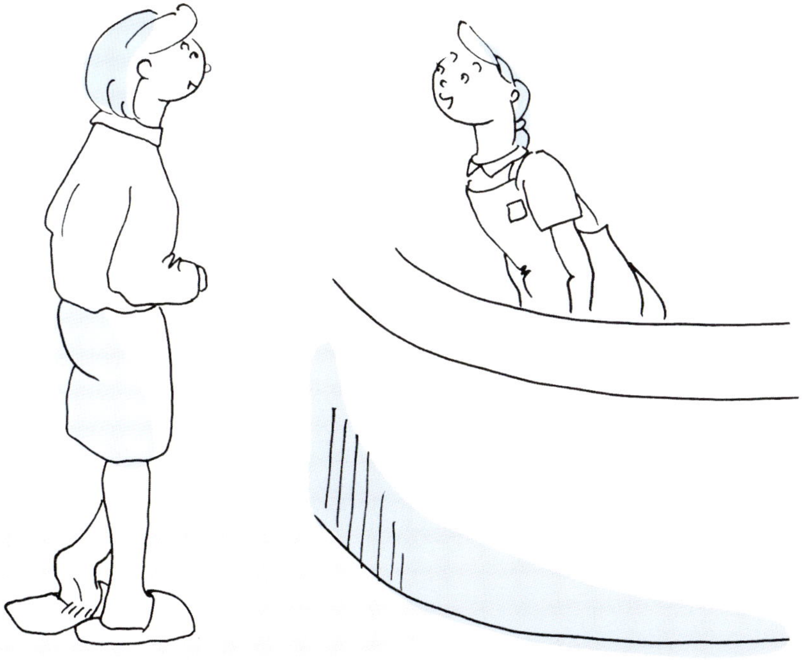

2. はじめての患者さんには、“どうなさいましたか”と声をかけ、
話しやすいきっかけをつくっています。

2	1	0

キーワード

- ◆紹介のあった新患
- ◆時間約束簿（アポイントメント・ブック）
- ◆患者さんの観察
- ◆患者さんへの受け渡し

■紹介のあった新患。

- 「おはようございます。～さんですか。
  ～さんから伺っておりました」
  こちらから先に名前を呼びます。
- 朝のブリーフィングで確認してあるので、時間約束簿を見て、「そろそろみえるナ…」とテンションを高めておきます。

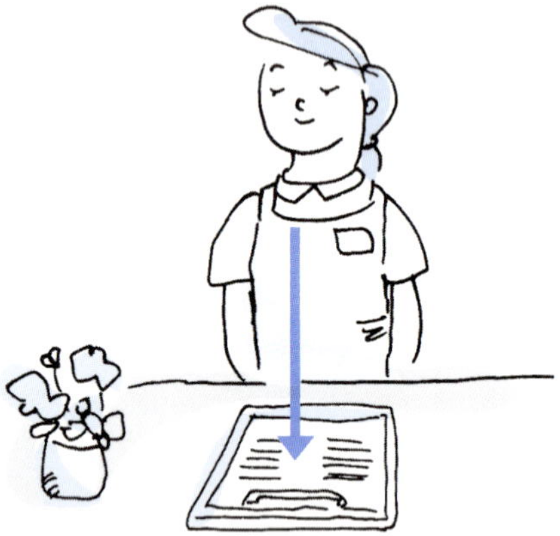

■患者さんの観察。

- 高齢者や病気をもった人、妊娠中の人、障害がある人には身体の状態にふさわしい言葉をかけています。
- 顔色が悪い、顔に表情がない、動作がにぶい、息づかいが浅い、声に力がないなどの状態がみえたら、声をかけて反応をみます。
  「暑かったので大変だったでしょう」
  「遠くからおいでになったので、お疲れになりましたか」
- 「顔色が悪いですネ」、「お疲れのようですネ」などマイナス思考になり、暗示にかかる言葉は避けるようにします。「やはり具合が悪いんだわ」とよけい落ち込みます。
  待合室で待っている間に、何か異常が起きていないか、意識してようすを観察します。

■患者さんを観察するとき、避けたいこと。

- 服装やアクセサリーをジロジロ見ないようにします。スタッフの視線がどこを向いているかは、患者さんは意外にわかるものです。
- 服装や身なりで態度を変えないようにします。

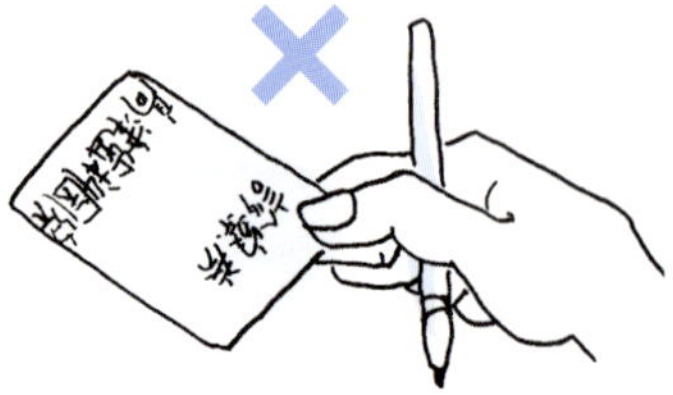

■保険証や診察券を受け渡しするときは。

- 爪があたらないようにします。
- ボールペンを持ったまま、保険証や診察券を渡さないようにします。

STEP 2-4

患者さんがみえたとき、受付・待合室でのコミュニケーション

受付に迎えた患者さん

3. 紹介のあった患者さんには、
"～さんから、お聞きになった～さんですか"
と名前を呼んでいます。

2	1	0

4. 患者さんの顔の表情や色つや、目の輝き、動作、声の調子などを観察し、身体のようすに合わせた言葉をかけています。

2	1	0

5. 保険証や診察券を受け渡しするときは、
立ち上がり、両手でおこなっています。

2	1	0

STEP2 患者さんがみえたとき、受付・待合室でのコミュニケーション

キーワード

- ◆患者さんの協力度
- ◆クッション言葉
- ◆診療申込書・問診票

■初診手続きは、申込書・質問票をきちんと書いてもらうことから始まります。

- 患者さんの協力度がわかります。几帳面、神経質、おうよう、ズボラ…
- きちんと聞き取りをすることは、医療事故や医事紛争の防止にもなります。

■申込書・質問票に記入するときの、患者さんの気持は、「面倒くさいナ、いやだナ」と思っています。そこで、クッション言葉を忘れないようにします。

- おそれいりますが
- お手数ですが
- ご面倒でしょうが

■申込書・質問票へ記入してもらうときは。

- 新規初診　申込書、質問票全部に記入してもらいます。
- 再来初診　前に来院してから、とくに健康状態に変わりがなければ、申込書と質問票の主訴だけ記入してもらいます。
- 記入　本人（黒）、コ・デンタルスタッフ（グリーン）、歯科医師（赤）の三人がチェックします。

■悪いところだけ診てほしいという患者さんがみえたときは、その人の本心を考えてみます。

- 経済上の問題、時間がとれない。歯科がきらいなのかも知れません。
- 口の中を診察したとき、主訴以外の悪いところを指摘し、放っておいたらどうなるかを説明しておきます。

■自由欄は、積極的にお願いします。

- 心配・不安なことがあるか、審美的な要望・治療費などの要望があれば書いてもらいます。

■主訴の内容により、全身状態の質問を加減します。

- 「小さいむし歯だけなのに、どうしてこんなに書かないといけないのですか」問い詰められたこともあります。

■高齢者や、目が不自由な患者さん、面倒くさがる患者さんには、コ·デンタルスタッフがチェアサイドで聴きとりをします。待合室で聴きとりをするときは、

- ほかの人に聞かれないように配慮します。
- コ・デンタルスタッフの身体の向き、目線に気をつけます。

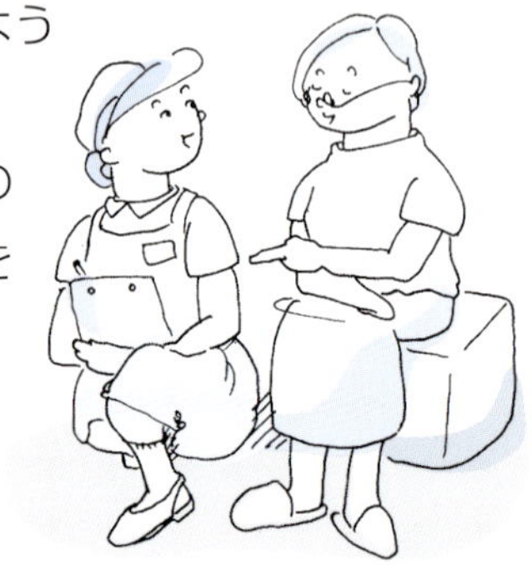

受付に迎えた患者さん

6. 診療申込書や質問票へ記入してもらうときは、
“ご面倒でしょうが、こちらへ記入をお願いします”と、
ていねいにお願いしています。

2	1	0

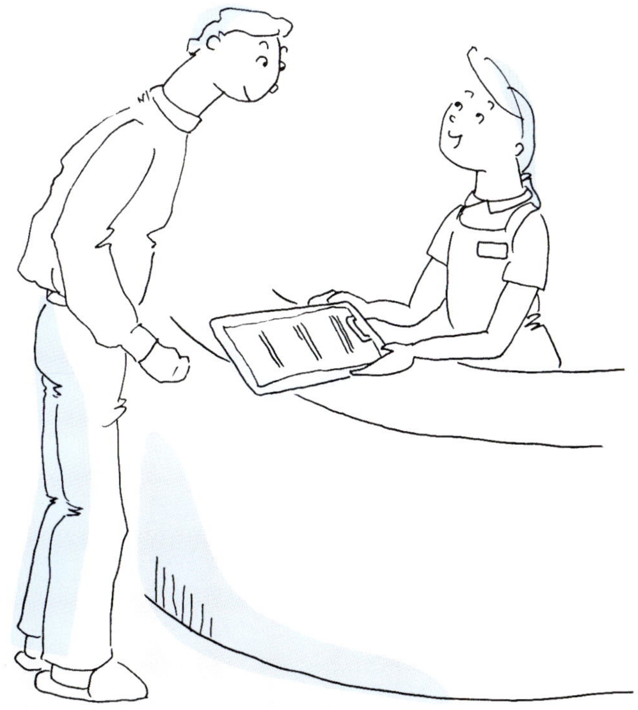

キーワード

◆名前と顔を一致

■早く名前と顔を一致させる工夫。

- 顔の特徴を見つけ診療録のファイルにメモします。

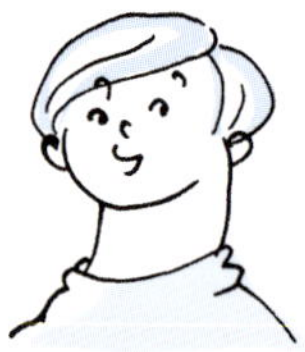

「若白髪の　～さん」

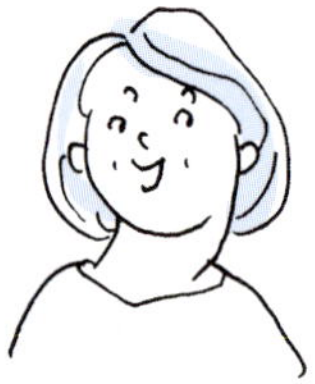

「エクボのかわいい
～さん」

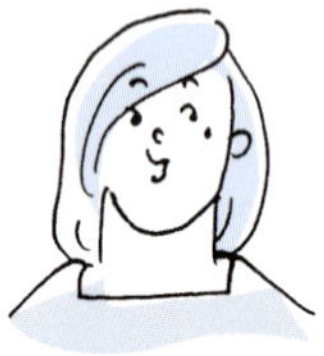

「左目の下に大きな
ホクロがある　～さん」

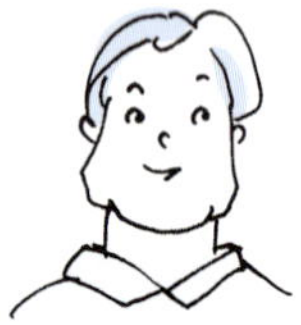

「顎のはった～さん」

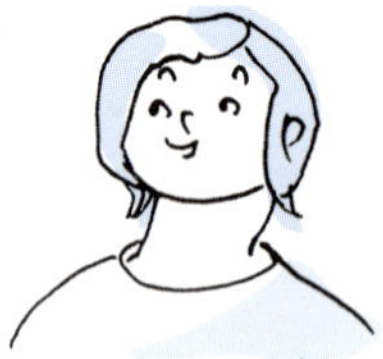

「丸顔の　～さん」

- 意識して名前を呼びます。歯科受付秘書、歯科助手、歯科衛生士のそれぞれが、1日2回は患者さんの名前を呼ぶようにします。
「～さん　お待たせしました」
「～さん　義歯のようすはいかがですか」
「～さん　今日の治療は終わりました」
「～さん　次の治療は注射をして歯を削るようになります」

■診察券と時間約束簿をつき合わせたとき、次のような事例は、どう対応していますか。

- 患者さんに問題があります。
  - ・約束時間より30分以上早く来院
  - ・約束時間より、30分以上遅れて来院
  - ・約束日を間違えて来院

- 歯科受付秘書に問題があります。
  - ・時間約束簿に記入もれしたので、ほかの患者さんと二重に約束
  - ・変更があったが、時間約束簿の直し忘れ

STEP 2-4

患者さんがみえたとき、受付・待合室でのコミュニケーション

受付に迎えた患者さん

7. 患者さんの名前と顔は、早く覚えるような工夫をしています。　2 | 1 | 0

8. 予定の患者さんがみえたときは、
診察券と時間約束簿とをつき合わせ、来院時間が間違って
いないかを確かめています。　2 | 1 | 0

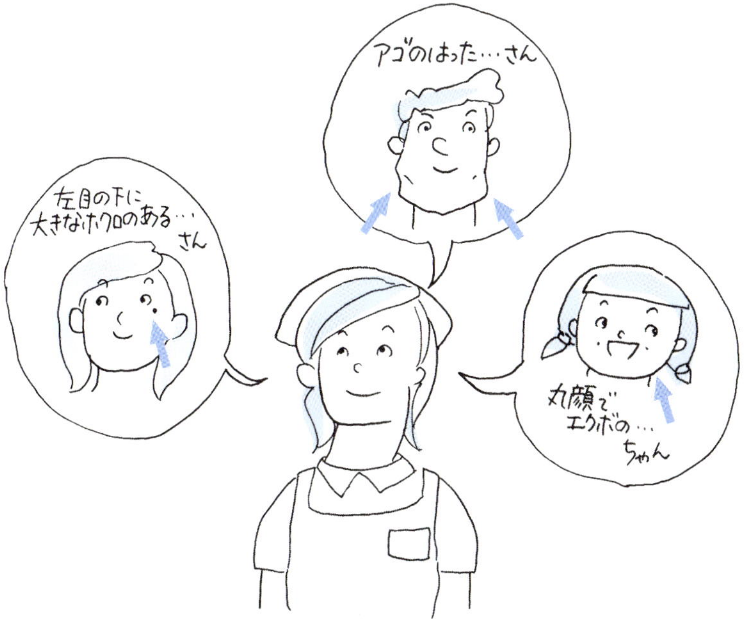

STEP2 患者さんがみえたとき、受付・待合室でのコミュニケーション

キーワード

- ◆受付を離れるとき
- ◆受付に戻ったとき

■受付に人がいないと、患者さんは不安になります。
どんな行動をとっているでしょうか。

- セキばらいする
- ウウンと声を出す
- キョロキョロし、診療室の中のほうへ目をやる
- カウンターにカードを置き、立ったままいる人
- さっさと待合室へ行く人

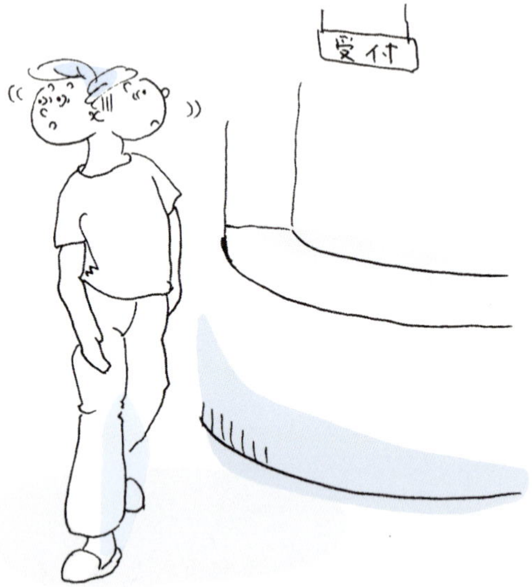

■歯科受付秘書が席を離れるときは。

- 受付のカウンターにプレートを出しておきます。
- チャイムを備えておきます。

■受付へ戻ったら、声かけをし挨拶します。

「〜さん　もうしばらくお待ちください」

間をおかない

間をおくと、呼ばれたと思い、席を立ってきます。

■応対中にほかの患者さんがみえたときは、黙礼をします。

- 黙ったまま、目を合わせてうなづきます。あなたを認めましたよという身振りです。
- あとで、声をかけます。
「〜さん失礼しました。もうしばらくお待ちください」

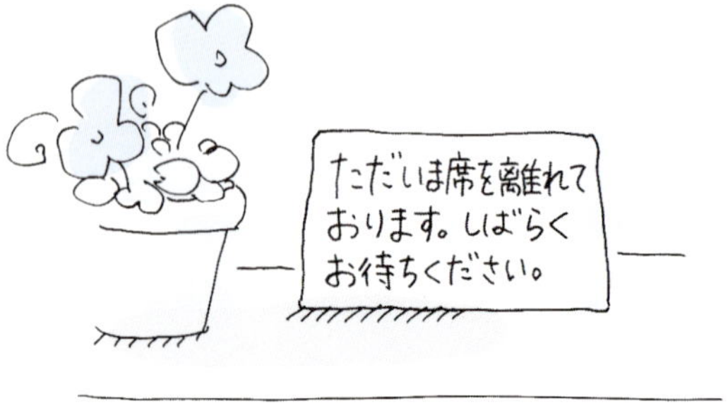

STEP 2-4

患者さんがみえたとき、受付・待合室でのコミュニケーション

受付に迎えた患者さん

9. 受付を離れるときは、カウンターに“ただいま、席を離れております。しばらくお待ちください”というプレートを出しています。 | 2 | 1 | 0 |

10. 受付を離れているときみえた患者さんには、席に戻ったとき、挨拶の言葉をかけています。 | 2 | 1 | 0 |

11. 患者さんとの応対中に、ほかの患者さんがみえたときは、黙礼をして、あとで挨拶の言葉をかけています。 | 2 | 1 | 0 |

キーワード

◆電話の３回コール

■もう少しで応対が終わるというとき、予定の患者さんが来院、急患が来院、電話が鳴るなど、仕事が同時に二つも三つも重なることがあります。こんなとき、どういう順序で片づけていくか平素から心がけておきます。

■コールしている患者さんの気持を考えてみましょう。

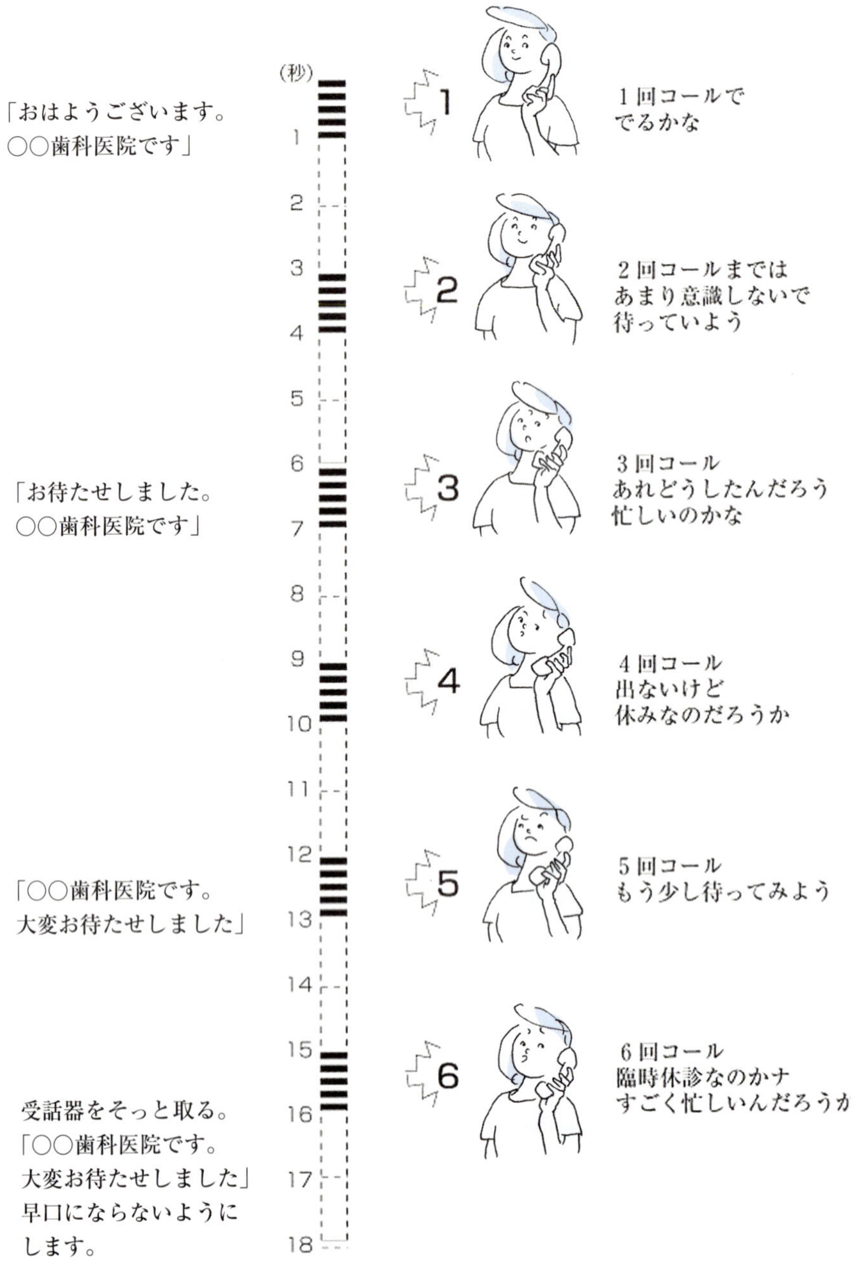
(秒)
1
2
3
4
5
6
7
8
9
10
11
12
13
14
15
16
17
18
「おはようございます。
○○歯科医院です」
「お待たせしました。
○○歯科医院です」
「○○歯科医院です。
大変お待たせしました」
受話器をそっと取る。
「○○歯科医院です。
大変お待たせしました」
早口にならないように
します。
1
１回コールで
でるかな
2
２回コールまでは
あまり意識しないで
待っていよう
3
３回コール
あれどうしたんだろう
忙しいのかな
4
４回コール
出ないけど
休みなのだろうか
5
５回コール
もう少し待ってみよう
6
６回コール
臨時休診なのかナ
すごく忙しいんだろうか

STEP 2-4

患者さんがみえたとき、受付・待合室でのコミュニケーション

受付に迎えた患者さん

12. 患者さんとの応対中に、電話がはいったときは、
話が3回コール以内で終わらないようであれば、
ひとこと断ってから、電話をとるようにしています。

2	1	0

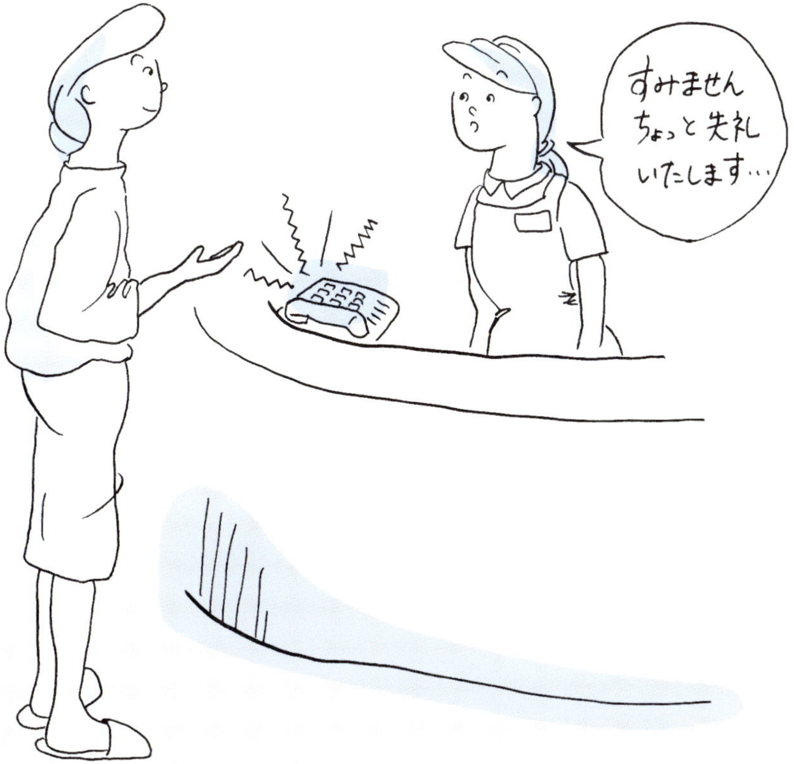

キーワード
- ◆患者さんのジェスチュア（身振り言語）
- ◆独立身振り
- ◆代行身振り
- ◆補強身振り

■ジェスチュアは、身振り言語ともいわれています。大きく分けると、独立身振り、代行身振り、補強身振りの三つがあります。
ジェスチュアを読み取り、状況にあった言葉がけができるようにしておきます。

- 独立身振り
待合室や治療いすに座った患者さんを観察してみましょう。その中には、次の例のように無意識のうちに行っている、顔の表情や姿勢、身振りなどの動作が見られます。
①腫れた頬に手を添え、うつ向きになり座っています。
②腕組みをして、じっと一点を見つめています。
③本をペラペラめくって気のない読み方をしています。
④ぼんやり外を眺めています。
これらは、ほかの人に意図してメッセージを送ろうとしていないので、独立身振りといわれています。

- 代行身振り
歯科医院のなかで、歯科医師やスタッフ、患者さんがやりとりしている場面を思い出してみましょう。
大ていは、言葉を主体にしてメッセージを送っています。そのなかには、次の例のように特定の意味をもった動作を意図して使うことがあります。
⑤歯科受付秘書が席を離れているとき、患者さんは、診療室のほうにじっと目をやっています。
（ちゃんと約束時間に来ましたよ）
⑥待合室の患者さんが、時計をチラチラ見たり、受付のほうに目をやっています。
（時間どおりに来院したのに、治療はまだでしょうか）
⑦背伸びをし、セキ払いをしています。また、あ～アと声を出してため息をついています。
（治療まだですか、ずい分待たせているなア）
⑧待合室で幼児が騒いでいます。お母さんが人差し指を縦にして唇に軽くあてています。
（シーッ！　静かにしなさい）
これらは、言葉に置きかえることができるので、代行身振りといわれています。

- 補強身振り
メッセージを伝えるとき、次の例のように手や腕を使って特定の言葉を強めたり、対象物を指し示します。
⑨左下の親知らず（患者さんが、左下のあごを人差指で示し）が痛いんです。
⑩胃があまり丈夫でないんですが、抗生物質は胃がもたれたとき（手を胃にあてる）飲むのを止めていいですか。
これらは、その動作に伴う言葉を聞かないと、はっきり意味がわかりません。そこで補強身振りといわれています。

STEP 2-5

患者さんがみえたとき、受付・待合室でのコミュニケーション

待合室で待っている患者さん

13. 待合室の患者さんは、どのような気持ちで待っているか、顔の表情や姿勢、動作などを観察し、状況に合った言葉をかけています。

2	1	0

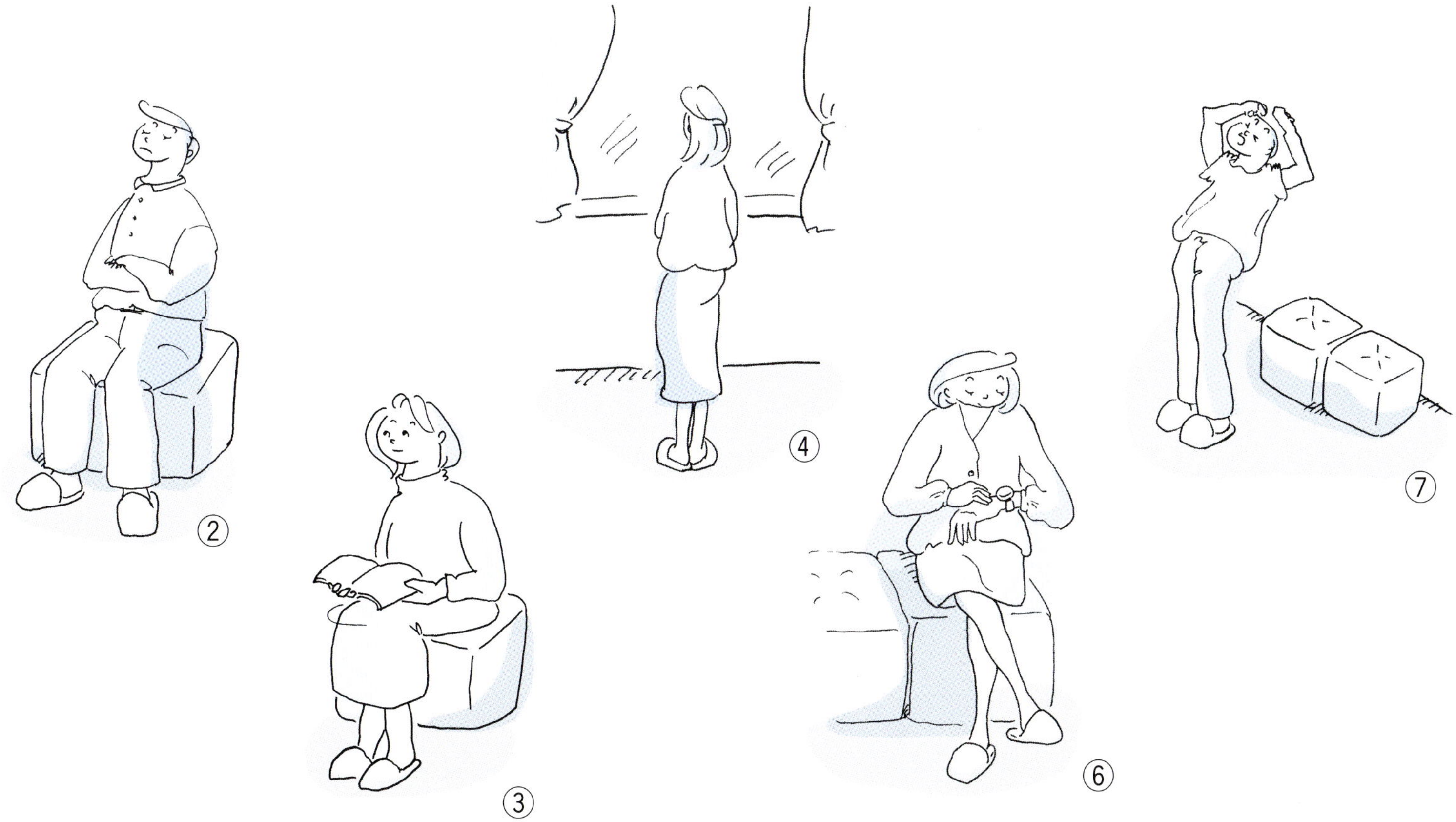

キーワード

◆待ち時間の工夫

◆バリアフリーの配慮

■待たされたと思われないような工夫。

- 患者さんの年代、職業、開業地域に合せて、本を備えておきます。
  - ・院長の趣味を表します。患者さんから、
    「先生は、旅行と食べるもの、焼物が趣味ですか」
    「どなたが買ってくるんですか」
    「駅前の本屋さんに置いてありますか」
    「次の治療まで、お借りできますか」
    などとよく言われます。
  - ・季刊、隔月刊の本なども喜こばれます。
  - ・豪華な本も1､2冊置いておくのもよいでしょう。
- 掲示板を活用。
  - ・掲示板は、広報活動に使います。
  - ・掲示板は、スタッフを顔写真入りで名前や職種を紹介します。また、患者さんの声や個展案内、患者さんへの啓発、休診日などのお知らせなどに使います。

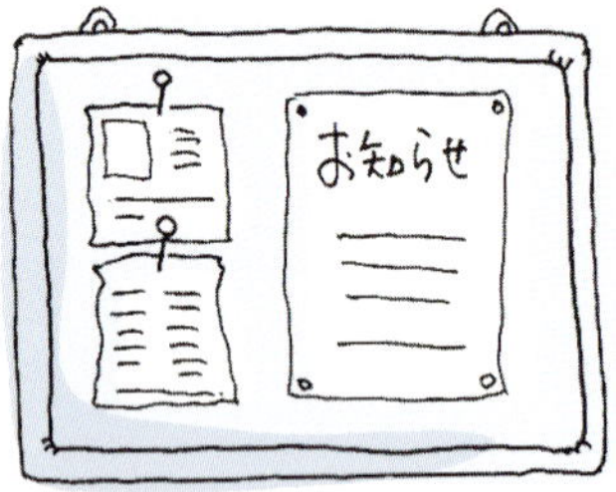

- 申込書、質問票をゆっくり、ていねいに記入してもらいます。
- 約束した時間になったら､まずチェアに誘導します。「院長が後ほど診ますが前もって少しようすをお聞かせください」と断ってから、歯科衛生士が聴きとりをします。また､「院長が治療する前に、歯の掃除をしておきましょう」と断ってからスケーリングや歯ブラシ指導などをおこないます。

■バリアフリーの配慮。

玄関のステップや2階踊場にいすの設置などちょっとした配慮を心がけましょう。

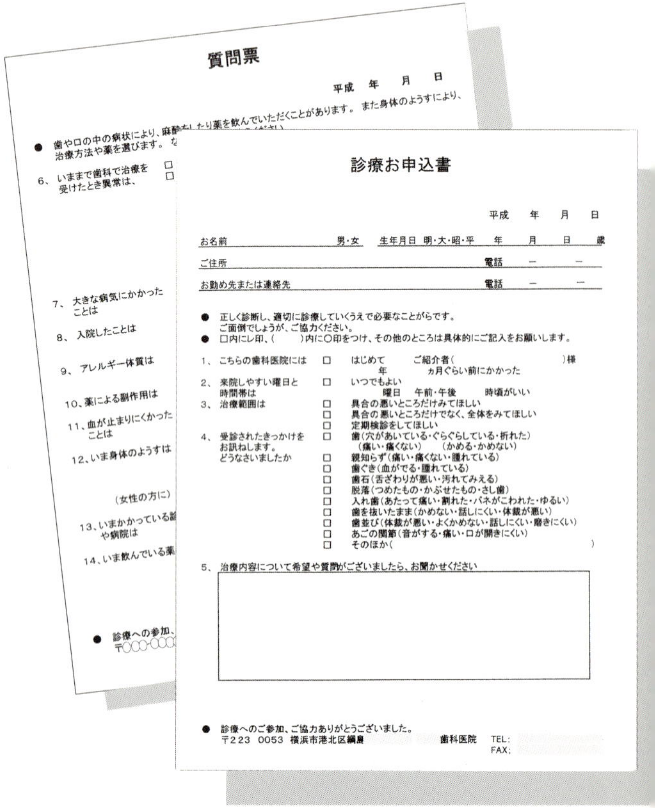

STEP 2-5

患者さんがみえたとき、受付・待合室でのコミュニケーション

待合室で待っている患者さん

14. 約束どおりにみえた患者さんには、待たされたと思われない工夫をしています。

2	1	0

15. 幼児や障害者、高齢者の患者さんには、バリアフリーとなる配慮をしています。

2	1	0

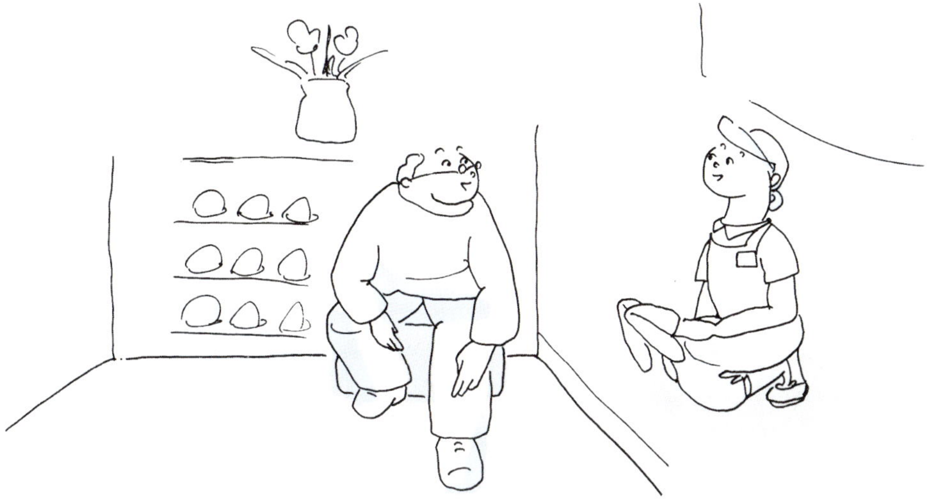

2-4-1~15 小計

STEP 3

患者さんを待合室からチェアへ誘導するときのコミュニケーション

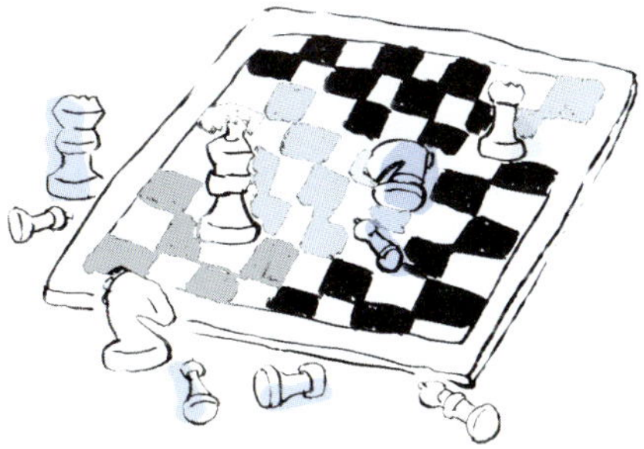

point

●患者さんを誘導する前に、どのようなチェックをしていますか。

●患者さんを呼ぶとき、どのような心くばりをしていますか。

●患者さんを誘導するとき、どのような心くばりをしていますか。

STEP3 患者さんを待合室からチェアへ誘導するときのコミュニケーション

キーワード

◆ユニットまわりの定位置
◆患者さんの名前を間違えない

■忙しくても、ユニットまわりに目をやる習慣を優先。

- スピットンの汚れは、患者さんの目線の方向から見ます。
  赤染剤、除石後の血餅、ポリッシングしたあとの歯面研磨剤、アルギン酸塩印象材（アルジネートなど）、シリコン印象材、除去したセメント、粘膜調整材（ソフトライナーなど）、適合試験材（フィットチェッカーなど）などはよくスピットンの中に残っています。
- チェア、ライト、ワークテーブルは定位置になっている か見ます。
- モービルキャビネット、歯科医師やスタッフ用のチェアは、定位置になっているか見ます。

■患者さんの名前を間違えて呼ぶと信頼度が薄れます。

- 読み方が難しい→籾山（もみやま）
- 一音一音ハッキリ発音します。明確度が求められます

㋑㋓	井本、江本
㋪㋛	平井、白井 比嘉、志賀
㋜㋡	須田、津田 高須、高津

- 二通りの読み方があるときは気をつけます。
  東（ひがし）、東（あずま）、
  小山（こやま）、小山（おやま）
- 最初の一音が消えることがあります。
  青山（あおやま）→小山（おやま）

■器材の準備後、治療内容により患者さんの気持を察知し、どのような言葉かけをするか考えます。

- うれしい　　充填、合着、装着する
- いやだな　　麻酔、抜髄、抜歯、歯を削る

STEP 3-6

患者さんを待合室からチェアへ誘導するときのコミュニケーション

誘導する前に、準備しておきたいユニットまわり

1. ユニットまわりを定位置にし、患者さんがチェアに座るときに支障がないようにしています。

2	1	0

2. チェアサイドに運ばれた診療録を見て、患者さんの名前を確認します。次にスケジュール表に記入してある治療内容を確かめ、器材の準備をしています。

2	1	0

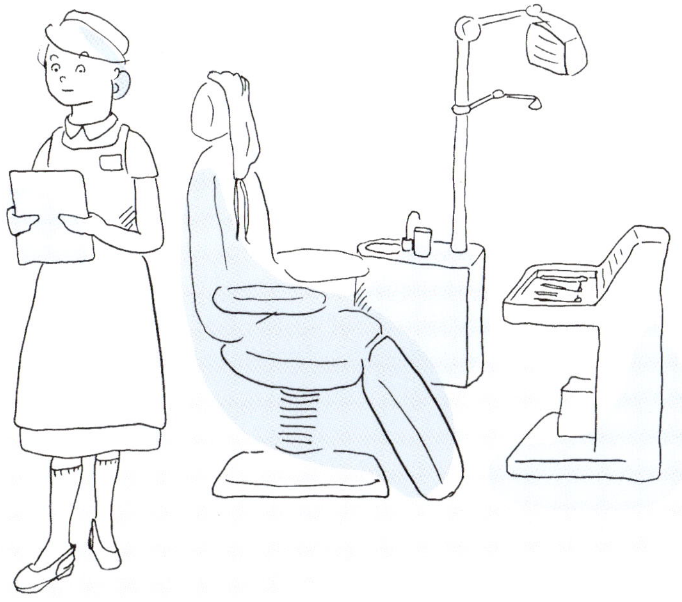

STEP3 患者さんを待合室からチェアへ誘導するときのコミュニケーション

キーワード

◆情報メモ
◆個別サービス
◆患者さんのタイムテーブル

■どんなことに配慮するかを、カルテホルダーの目につくところに記入しておき、それを確認します。

- 履物をぬぐとき、履くときに補助いすを出しておきます。
- 入口に近いところに補助いすを出しておきます。
- 誘導するとき、介添します。
- チェアへ座ってもらうとき介添します。
- 口をゆすぐとき、握力が弱い人に、紙コップを用意します。
- ひざかけを用意します。
- 腰にひざかけを入れます。

■患者さんのタイムテーブルを調べてみましょう。

- 約束した時間（10：00）
- 来院時間（9：50）
- チェアに座った時間（10：10）
- チェアを降りた時間（10：30）
- 医院を出た時間（10：40）

だれが、いつどんな言葉かけをしたらいいか考えておきます。

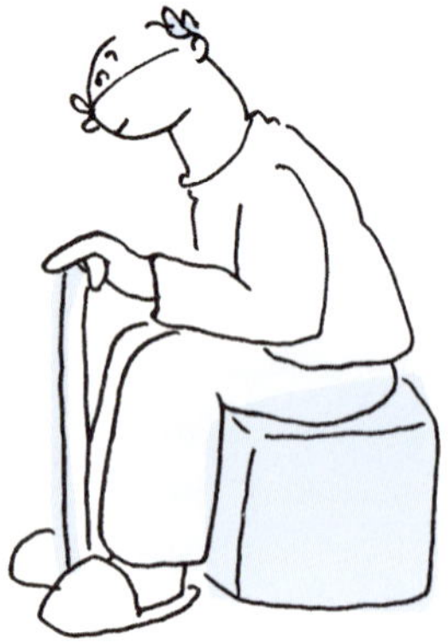

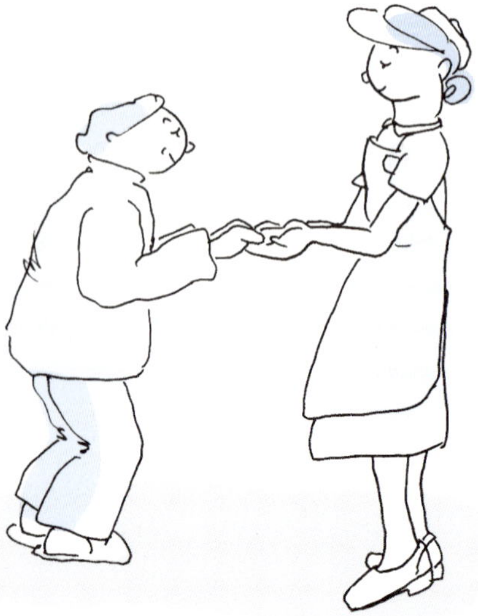

STEP 3-6

患者さんを待合室からチェアへ誘導するときのコミュニケーション

誘導する前に、準備しておきたいユニットまわり

3. 患者さんの情報メモを見て、
とくに配慮することはないかを確かめています。 　2 | 1 | 0

4. 診察券を見て、約束時間をどれくらい過ぎているかにより、
挨拶の言葉を考えています。 　2 | 1 | 0

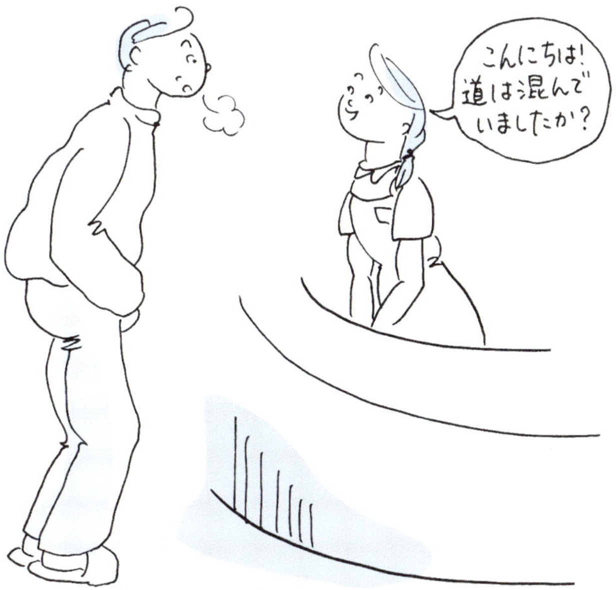

STEP3 患者さんを待合室からチェアへ誘導するときのコミュニケーション

キーワード

- ◆人間距離
- 密接距離
- 個体距離
- 社会距離
- 公衆距離

■人と人との間の距離から受ける感じは。

- 心地よい距離は、心が開き安心できます。
- 圧迫感のある距離は、心を閉ざし、構えるようになります。
- 遠すぎると誠意が感じられません。

■人間《じんかん》距離といわれている人と人との間の距離は。

- 密接距離（0～45cm）
  ・ごく親密な間柄の距離。
  ・この範囲には、他人に入られると不快になります。

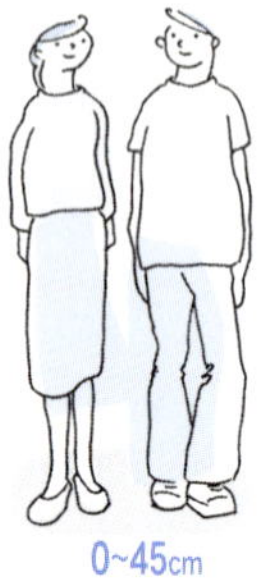

- 個体距離（45～120cm）
  ・対話をしているときの距離。
  ・個人的な話題を話すことができます。

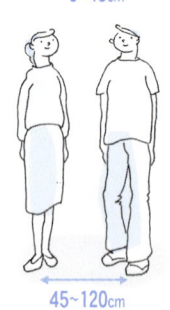

- 社会距離（120～360cm）
  ・会議、ビジネスなどをする距離。

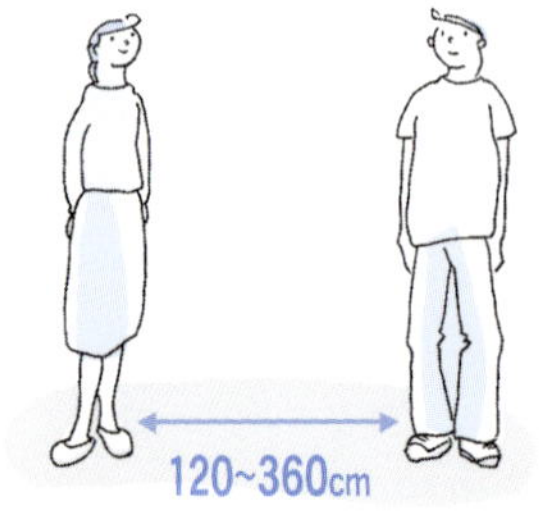

- 公衆距離（360cm～　）
  ・大ぜいの人びとがかかわり合うとき。

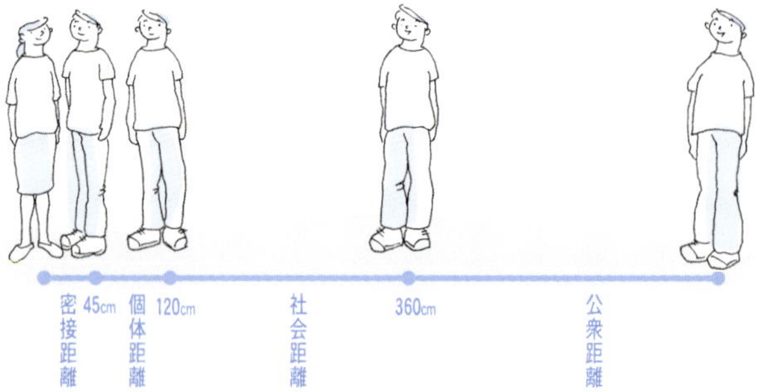

■どこまで近づいて患者さんを呼ぶか、それぞれの歯科医院で決めておくとよいでしょう。

- 幼児、耳が不自由、高齢者は少し近づいてゆっくり大きい声で呼びます。
- 待合室のいすのどこに座っているか、診療室に近いほうか、遠いほうかによって、近づく距離と声の大きさを変えます。
- 呼ぶときは、社会距離（120～360m）の範囲に入ります。

STEP 3-7 待合室の患者さんを呼び、チェアまで誘導

患者さんを待合室からチェアへ誘導するときのコミュニケーション

5. 待合室の患者さんを呼ぶときは、患者さんが座っている場所、年齢、耳が不自由かなどにより、どこまで近づき、どれくらいの大きさの声を出せばよいか考えています。

2	1	0

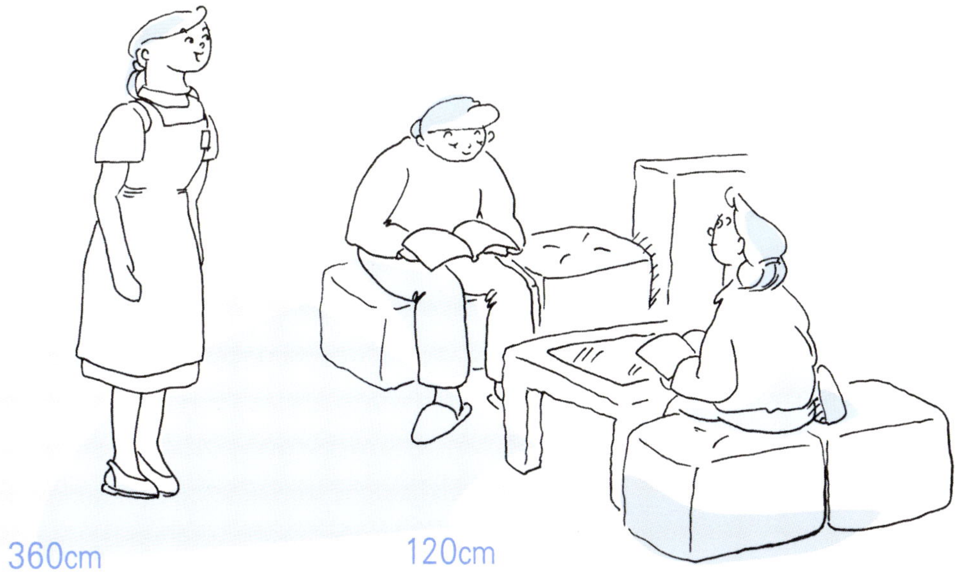

STEP3 患者さんを待合室からチェアへ誘導するときのコミュニケーション

キーワード

◆患者さんを呼ぶときの距離

◆クッション言葉

■患者さんのほうを向き、両手は身体に添えます。目を合わせ、笑顔を忘れないようにします。

- 社会距離（120～360cm）へ入ります。
- マスクをとり、顔の表情を豊かにします。無表情で呼ばないようにします。

■「～さん」‥間‥　「どうぞお入りください」

- 聞こえたかどうか確認する間が必要です。
- 返事をしてくれる患者さん、返事をしない患者さんもいます。
- 目線があったら会釈をします。

■どれくらい待ってもらったかにより、クッション言葉を使い配慮します。

～さん

- お待たせしました、どうぞお入りください。（10分以内）
- 大へんお待たせしました、どうぞお入りください。（10～20分以内）
- 大へんお待たせして、申しわけございません、どうぞお入りください。（20分以上）

■緊急の患者さんが入ったときや、予定の患者さんの治療が長びいたときなどの理由で、長い時間待ってもらっていることがあります。予定の患者さんを呼んだ後、つぎの患者さんへは、「～さん、申しわけございません（クッション言葉）。もうしばらくお待ちいただけますか」とひと言ことわっておきます。

■来院したときの順序が逆になり、後から来院した人を先に診療するときは、

「～さん　どうぞお入りください」

「～さんは　もうしばらくお待ちください」とことわります。

STEP 3-7

患者さんを待合室からチェアへ誘導するときのコミュニケーション

待合室の患者さんを呼び、チェアまで誘導

6. 患者さんを呼ぶときは、患者さんのほうを向き、目を合わせながら“～さん、お待たせしました。どうぞ、お入りください”と言葉をかけています。

2 | 1 | 0

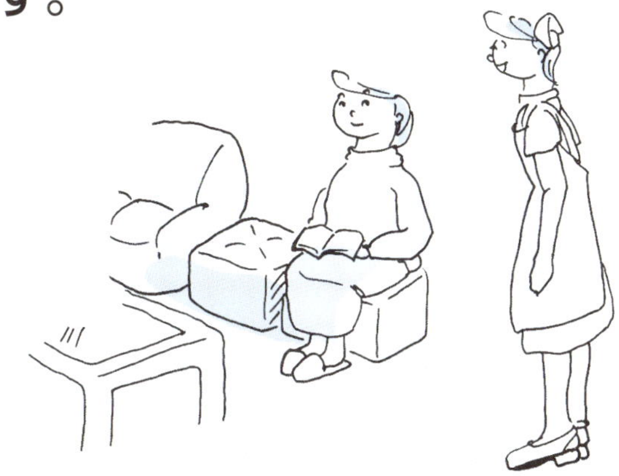

7. 患者さんを呼ぶときは、約束時間どおりにみえた患者さんが、どれくらい待っているかにより、“大へんお待たせして、申しわけございません……”とクッション言葉をつけ加えて呼んでいます。

2 | 1 | 0

STEP3 患者さんを待合室からチェアへ誘導するときのコミュニケーション

キーワード

- ◆お互いの手先が触れる距離
- ◆荷物を預かる
- ◆待合室の他の患者さんも観察
- ◆雑誌、本、スリッパのチェック

■患者さんが個体距離に入ったら挨拶。

- お互いに手を伸ばしたら、手先が触れる個体距離（120㎝）に入ったら、「おはようございます(こんにちは)」とおじぎをしながら声をかけます。

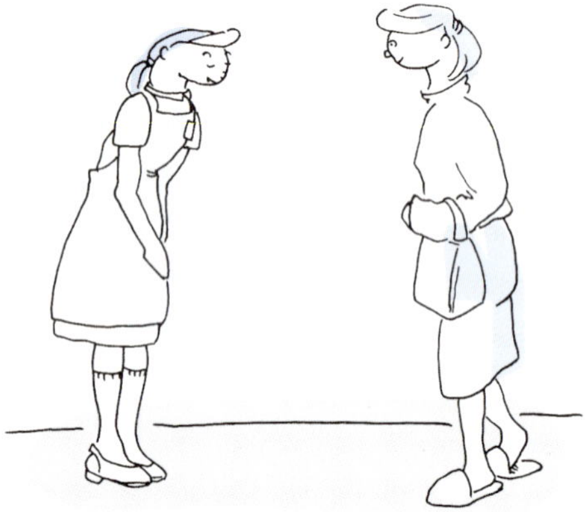

■荷物を待合室へ置いたまま入ってくる人がいます。

「～さん　お荷物は中のほうでお預かりします。お持ちになって、お入りください」

- どこで預かるか、きちんと指示をします。患者さんに見えるところへ預かります。

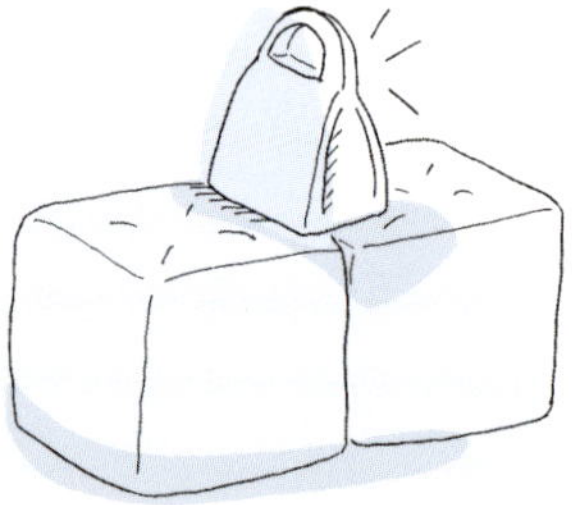

■ほかの患者さんの顔の表情、姿勢にも目をやり、ジェスチュアを読みとります。ようすがおかしいときは、どのように対応するか決めておきます。

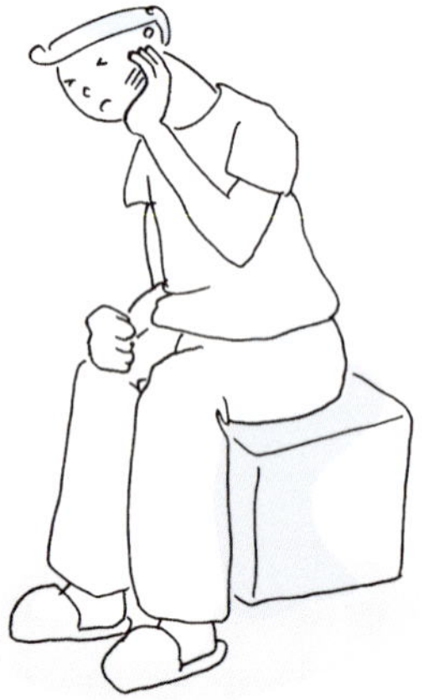

■雑誌、本、スリッパが乱れているときは、ほかのスタッフへ連絡します。

- 中腰で整頓します。
- 片付けながら、患者さんの目線に合わせ、患者さんへひと言声をかけます。
  「～さん、もうしばらくお待ちください」
- 余裕時間に見回りをするようにし、雑誌、スリッパ、空調などをチェックするのもよいでしょう。

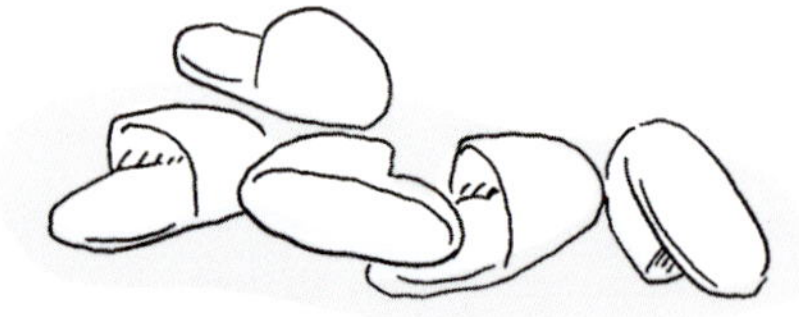

STEP 3-7

患者さんを待合室からチェアへ誘導するときのコミュニケーション

待合室の患者さんを呼び、チェアまで誘導

8. 呼んだ患者さんが、お互いに手を伸ばして、
手先が触れる距離に近づいたら、挨拶をしています。

2 1 0

9. 患者さんが席を立ったときは、
荷物やコートを置いたままにしていないかを確かめています。

2 1 0

10. 患者さんを呼びに行ったときは、
ほかの患者さんのようすや雑誌、本、スリッパなどが
乱れていないかを見るようにしています。

2 1 0

STEP3 患者さんを待合室からチェアへ誘導するときのコミュニケーション

キーワード

◆誘導するときの距離
◆歩き方を観察
◆誘導するときの介添

■誘導するときは。

- 待合室で挨拶をしたときの個体距離（120cm）を保ちながら誘導します。
- 自分だけさっさと先に行かないようにします。

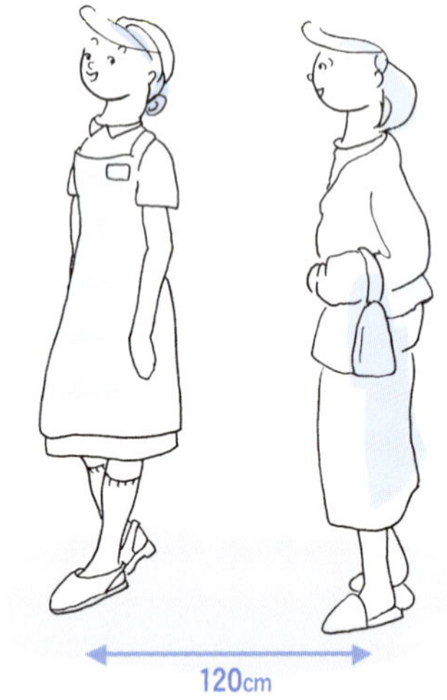

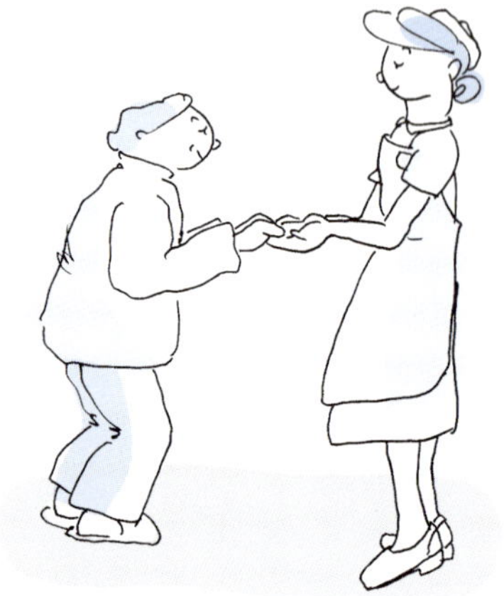

■歩き方を観察します。

- 高齢者がゆっくり、すり足で歩いています。
- 足、腰が悪そうです。
- 身体がだるそうです。

■観察することにより、「腰の後ろにひざかけを入れる」などのヒントが得られます。

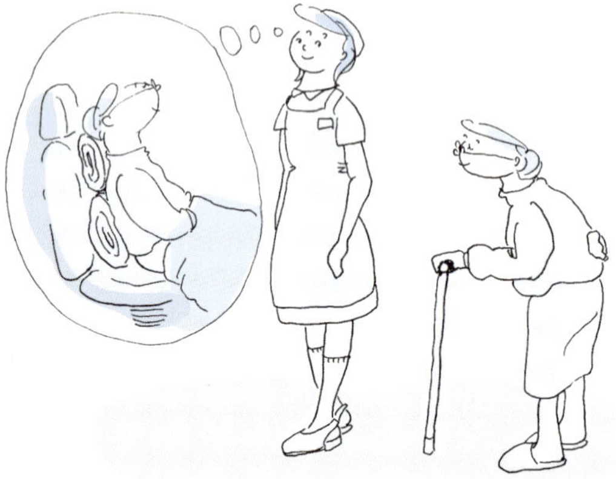

■介添えし誘導するときは。

- 歯科医院の通路のスペース。
- 家庭で介添えするときの習慣。

などにより、誘導スタイルを変えます。

STEP 3-7

患者さんを待合室からチェアへ誘導するときのコミュニケーション

待合室の患者さんを呼び、チェアまで誘導

11. 挨拶が終わったら、患者さんと一定の距離を保ちながら、チェアへ誘導しています。

2	1	0

12. 患者さんが待合室からチェアに座るまでの、歩き方や速さ、姿勢などを観察しています。

2	1	0

13. 高齢者や障害者には、必要があればチェアに座るまで介添えをしています。

2	1	0

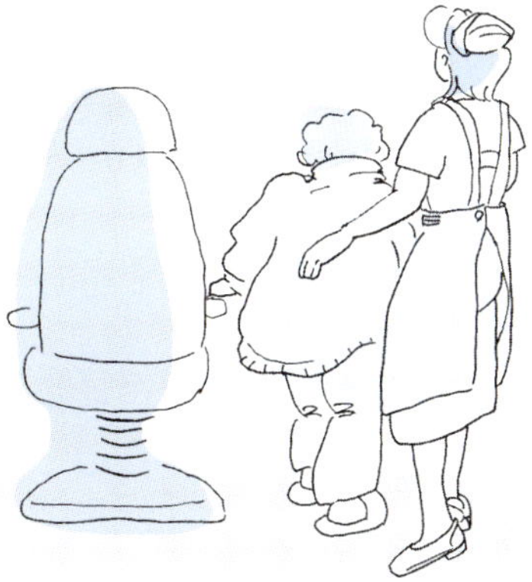

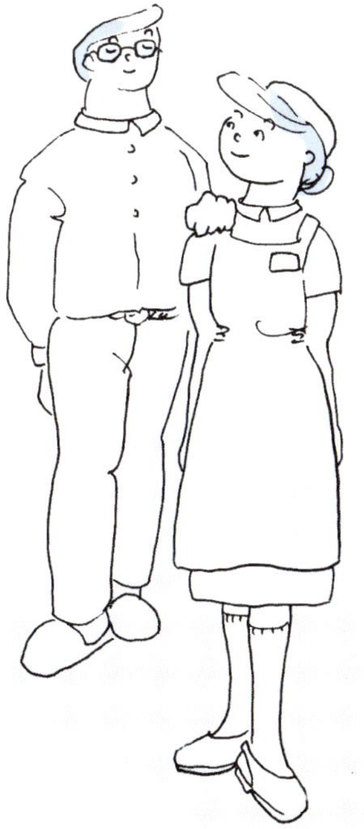

STEP3 患者さんを待合室からチェアへ誘導するときのコミュニケーション

キーワード

◆チェアを指示
◆女性らしいしぐさ、手先と目線
◆日用品を媒体にしたコミュニケーション

■座ってもらうチェアを指示します。

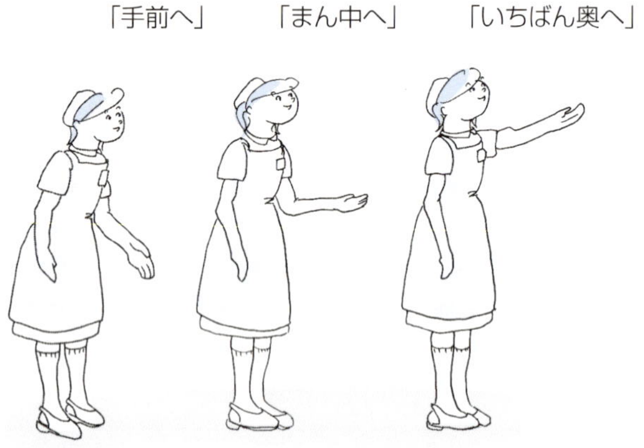

- 身体の向き、手先と目線に気をつけます。
  女性らしいしぐさを発揮していますか。

■日用品を媒体にしてコミュニケーションをとる機会は。

- 背広、コートはハンガーにかけます。
- 荷物はワゴンに入れて預かります。
- メガネは、メガネ入れに自分で置いてもらい預かります。返すときも、自分で取ってもらいます。古くなって柄が曲がらないメガネに気をつけます。
- 義歯を預かるときは、プラスチック容器に入れてもらいます。

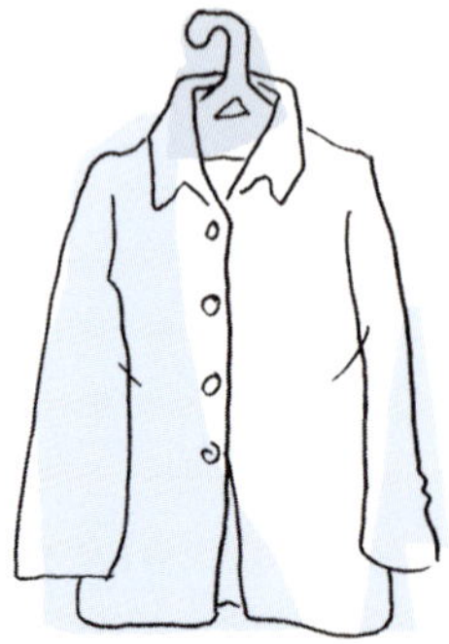

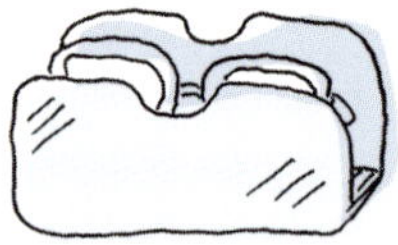

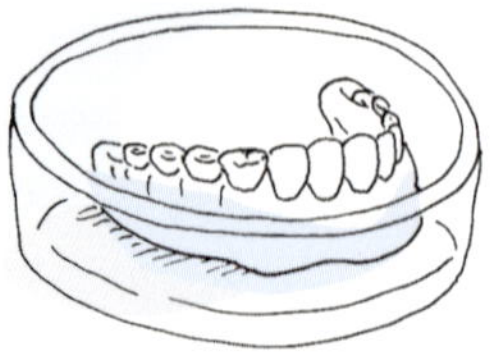

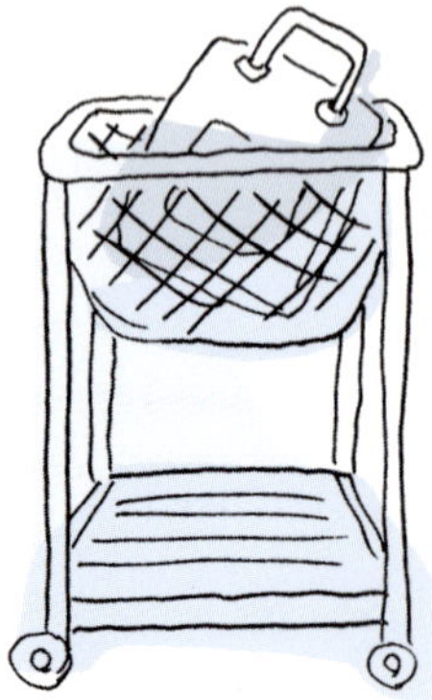

STEP 3-7

患者さんを待合室からチェアへ誘導するときのコミュニケーション

待合室の患者さんを呼び、チェアまで誘導

14. 座ってもらうチェアへは、手先と目線に気をつけて、
“手前へ”“まん中へ”“いちばん奥へ”というように、
指示しています。

2	1	0

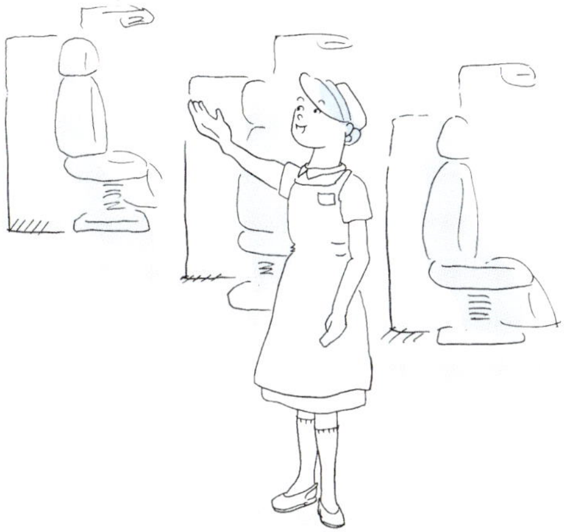

15. 荷物、コート、背広、メガネなどは、
患者さんの目の届くところに預かっています。

2	1	0

3-6-1~15 小計

STEP

4

診療前・診療中の患者さんへのコミュニケーション1

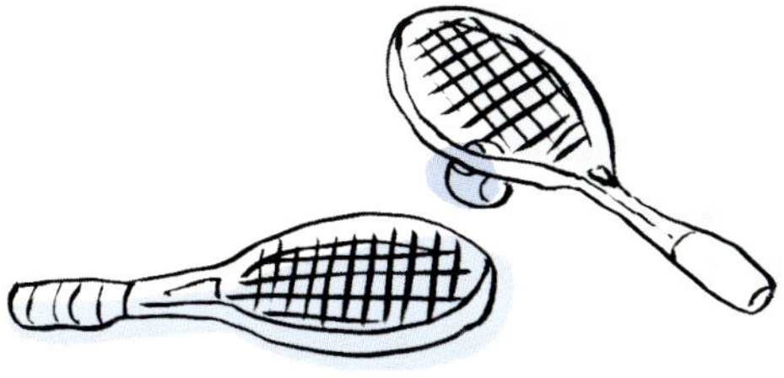

point

- ●チェアに座ってもらったとき、どのようなチェックをしていますか。
- ●チェアサイドで話をするとき、どのようなポジションをとっていますか。
- ●チェアサイドで話をするとき、どのような心くばりをしていますか。
- ●治療が終わった患者さんへ、どのような心くばりをしていますか。

解　説

STEP4 診療前・診療中の患者さんへのコミュニケーション1

キーワード

◆エプロンのかけ方

◆話しやすいチェアの角度

■エプロンをかけるときは。

- エプロンを胸にフィットさせたら、患者さんの後にまわってつけます。

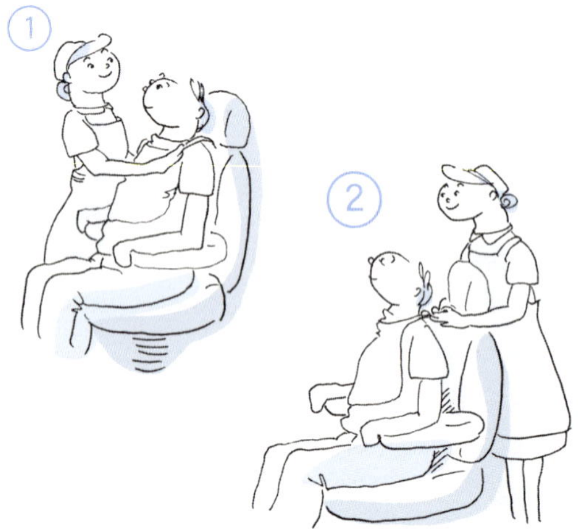

- エプロンを持った右手を、顔を覆うようにして後ろへまわさないようにします。

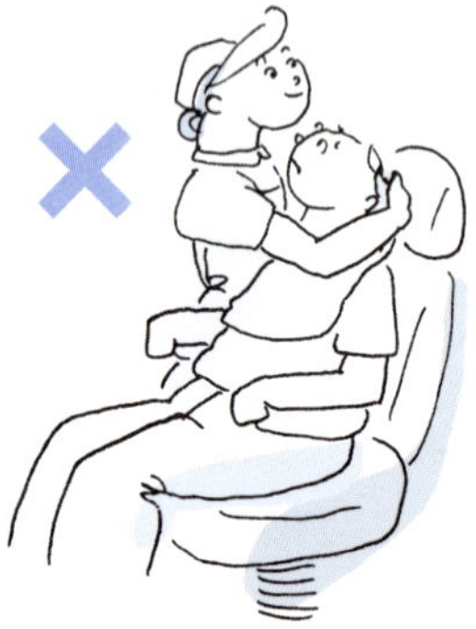

■チェアは、聴きとりしやすい60度の角度に座ってもらいます。

- 患者さんと目線の高さになるように、背中の角度を決めます。
- 横から見て、頭の軸、腕の軸が平行になるように頭の角度を直します。
- 「～さん、腰や頭が落着いていますか」と患者さんに尋ねてみるのもよいでしょう。

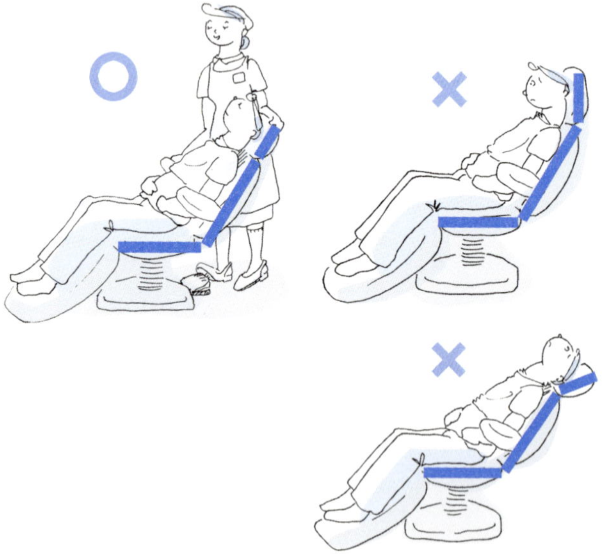

■腰やひざが痛む人、冷え性の人、妊娠中の人などは、ひざかけを腰やおなか、足などにかけてあげます。

- 女性のなかには、「ひざかけをかけてもらうと落着くんです」という人がいます。

STEP4-8

診療前・診療中の患者さんへのコミュニケーション1

チェアへ座った患者さん

1. エプロンをかけるときは、スタッフの腕が、患者さんの髪に触れないように気をつけています。

2	1	0

2. 患者さんが楽な姿勢で話ができるように、背板の角度やヘッドレストを定位置に調節しています。

2	1	0

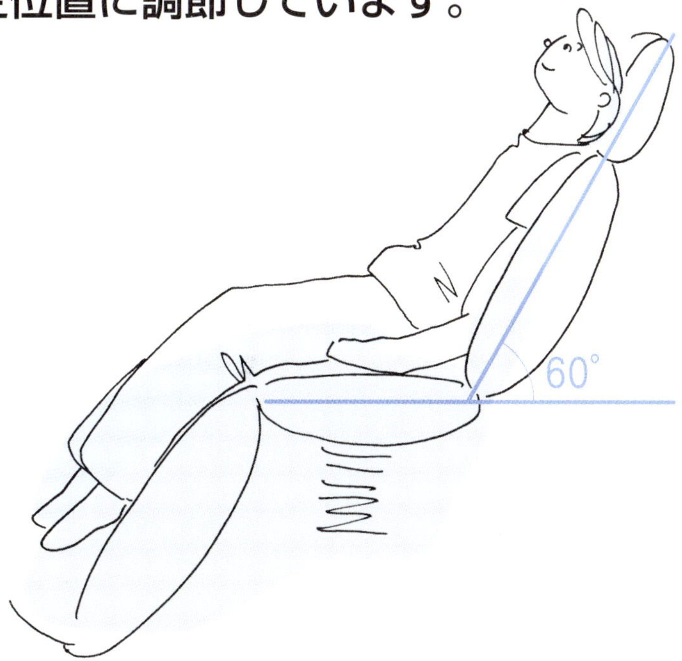

STEP4 診療前・診療中の患者さんへのコミュニケーション1

キーワード

- ◆チェアでの思いやり
- ◆背板の倒し方
- ◆チェアサイドではゆっくり

■背板を倒す。

- 患者さんが、チェアに座っているときは、目を閉じているか、正面を向いています。患者さんは、何をされるかなかなか読めません。黙って背板を倒したり、起こすと患者さんはびっくりします。チェアを下げるとき、上げるときも同じです。「背中を倒します(起こします)」と声をかけます。

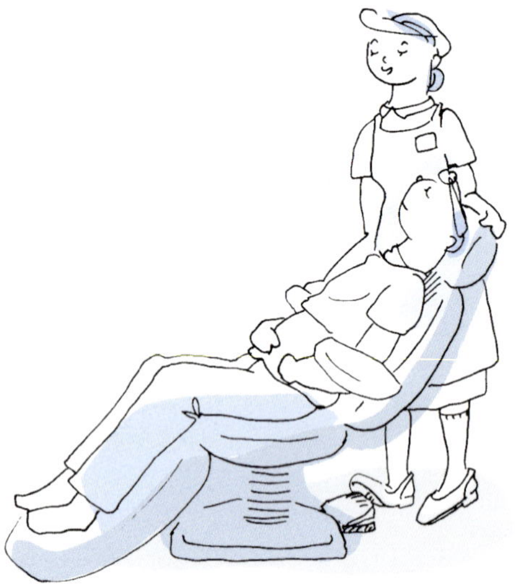

■ワークテーブル、ライトの調節。

- 患者さんの目線とワークテーブルの高さが同じときは、患者さんの方へワークテーブルをゆっくり移動させます。
- ライトを消して、患者さんの顔へゆっくり近づけます。近づけたあと、鼻から下にライトがあたるように角度を調節します。顔との距離は、あまり近づけないよう配慮します。
- 神経質な患者さんは、ワークテーブルやライトが迫ってくると威圧感を受け不安や恐怖が増します。

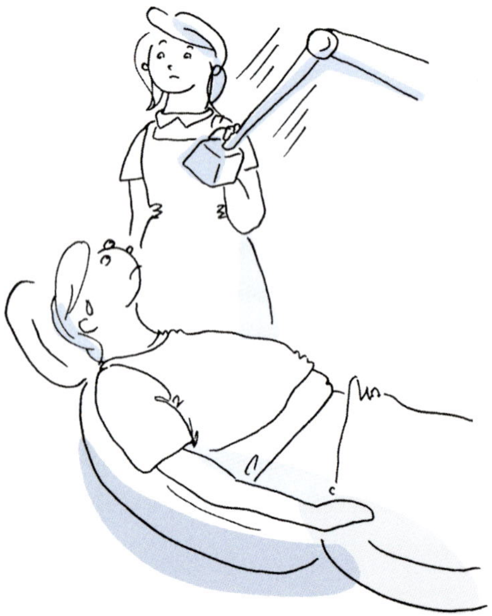

STEP 4-8

診療前・診療中の患者さんへのコミュニケーション1

チェアへ座った患者さん

3. ひざや腰に痛みがある患者さんには、ひざかけをかけたり、
腰のうしろにひざかけをあてがっています。
また、妊産婦のおなかには、
ひざかけをかけています。

2	1	0

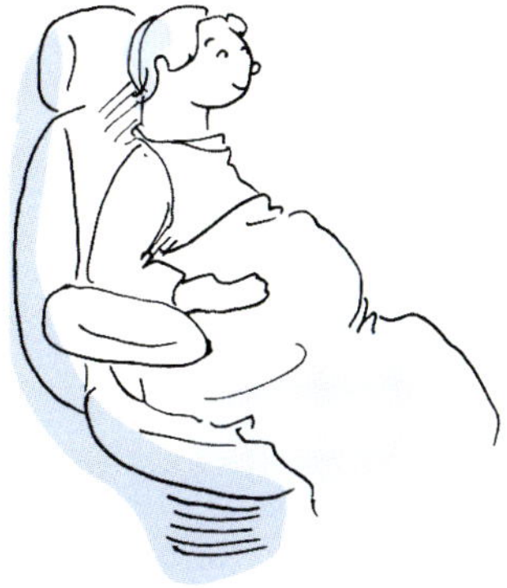

4. 背板を倒すときは、黙って倒さないで、
“～さん、背中を倒します”と言葉をかけています。

2	1	0

5. ワークテーブルやライトを調節するときは、
急に近づけないように、ゆっくり動かしています。

2	1	0

キーワード

◆チェアでの独立身振り

■ジェスチュアでの独立身振り（38p）を観察します。

■チェアに座った患者さんのジェスチュアを観察し言葉に表れないメッセージを読みとります。

- 心配そうな顔をしています。
- 手は、チェアのアームを力を入れて握っています。
- 腕を組んでいます。
- 手や指を組み合わせています。
- ハンカチや指をもて遊んでいます。
- 足を組んでいます。
- 足を広げています。

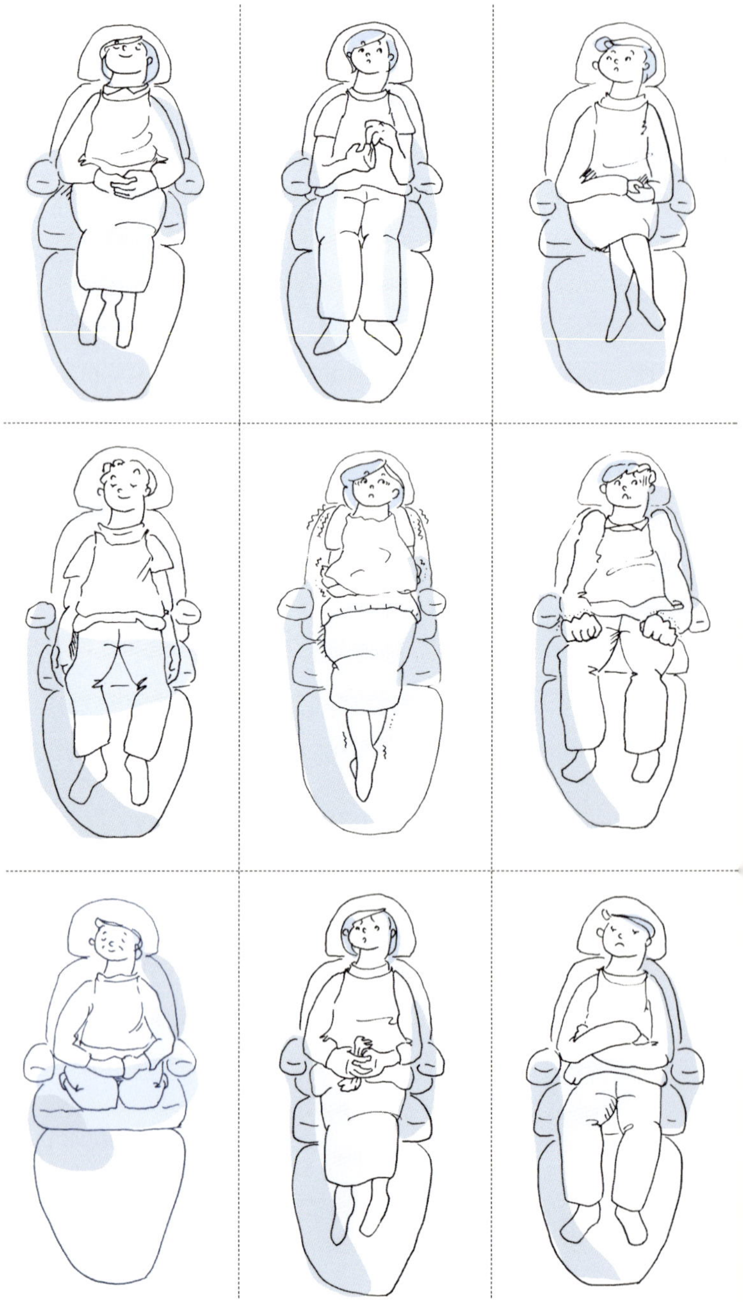

STEP 4-8

診療前・診療中の患者さんへのコミュニケーション1

チェアへ座った患者さん

6. 患者さんの顔の表情や腕、手足のようすを観察しています。

2	1	0

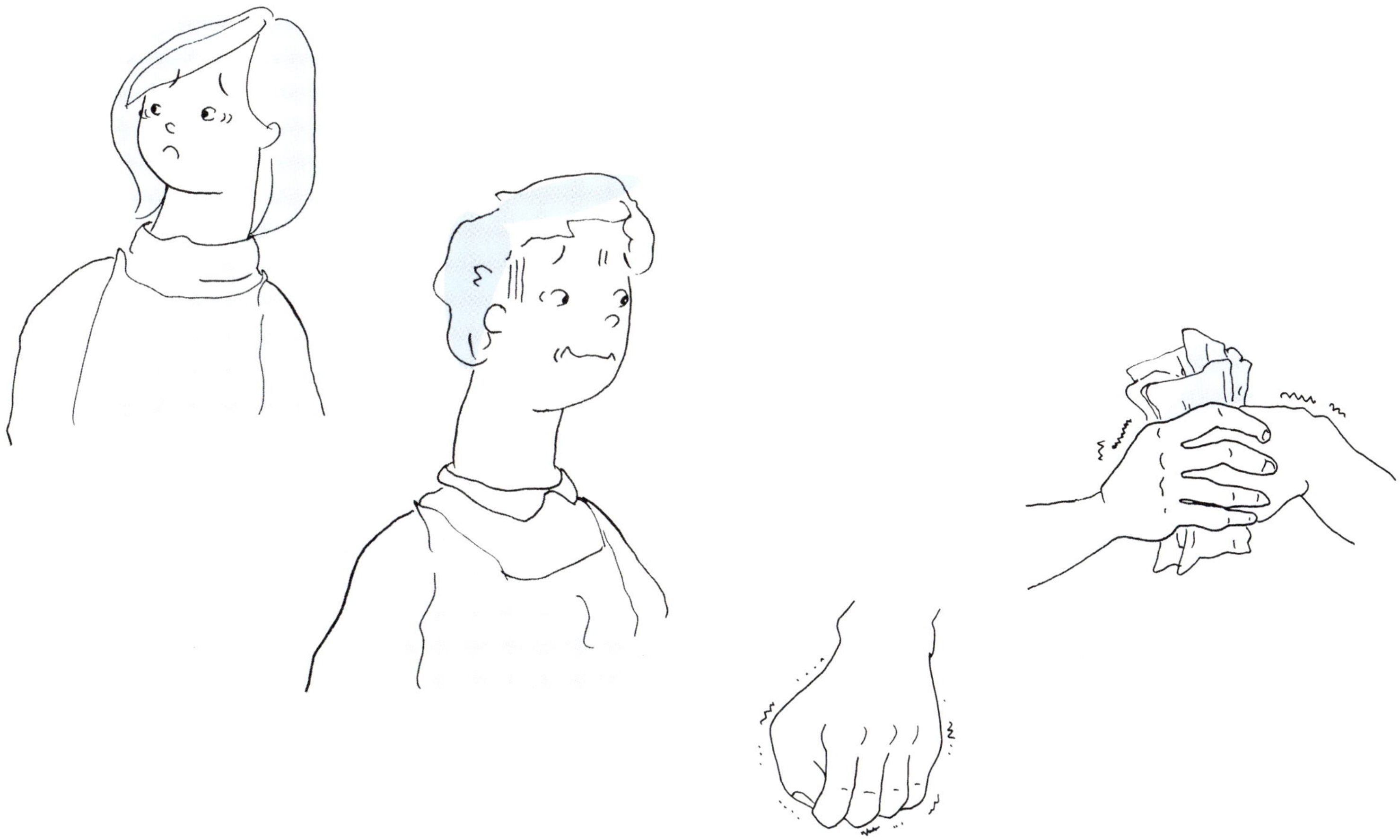

キーワード

- ◆リラックスさせる話題
- ◆幼児との話
- ◆高齢者との話

■患者さんにリラックスしてもらう話題は。

- 住まい、衣服、家族、天気、ニュース、仕事、食べもの、趣味、ふる里などの話題（スイカを手にした主婦という語呂あわせの言葉があります）を選ぶようにしています。
- また、キドニタテカケセシ衣食住という語呂あわせもあります。
  キ（季節）、ド（道楽・趣味）、ニ（ニュース）、タ（旅）、テ（天気）、カ（家族）、ケ（健康）、セ（成績）、シ（仕事）、衣食住などの話題を選びます。

■こんな話しかけをします。

- 「目や手先を使い肩がこるような仕事をしていると、歯が浮いてくることがありますよ」
- 「15歳頃までの食生活が丈夫な歯ができるかどうか影響するのですが、その頃どちらに住んでいらっしゃいましたか」
  のような対話をします。

- 幼児と話すときは、チェアを上昇させ目を同じ高さにします。ひざまづいて目線を合わせるのもよいでしょう。
  いま何を集めているか、何が上手かなど得意技を聞きます。
- 高齢者は、家でも話をする機会が少なくなっています。「年をとって気をつけることは、カゼをひかないこと、骨折しないようにすること、なるべく人とお話をすること」など健康についてのおしゃべりをします。

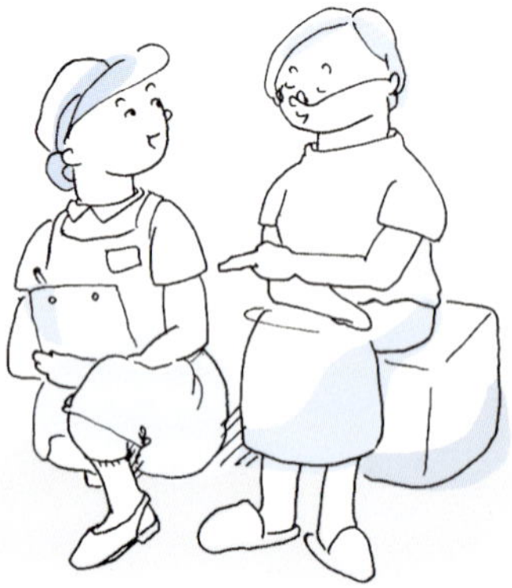

STEP 4-8

診療前・診療中の患者さんへのコミュニケーション1

チェアへ座った患者さん

7. 恐がったり、不安そうにしている患者さんには、
リラックスできるような話をしています。

2	1	0

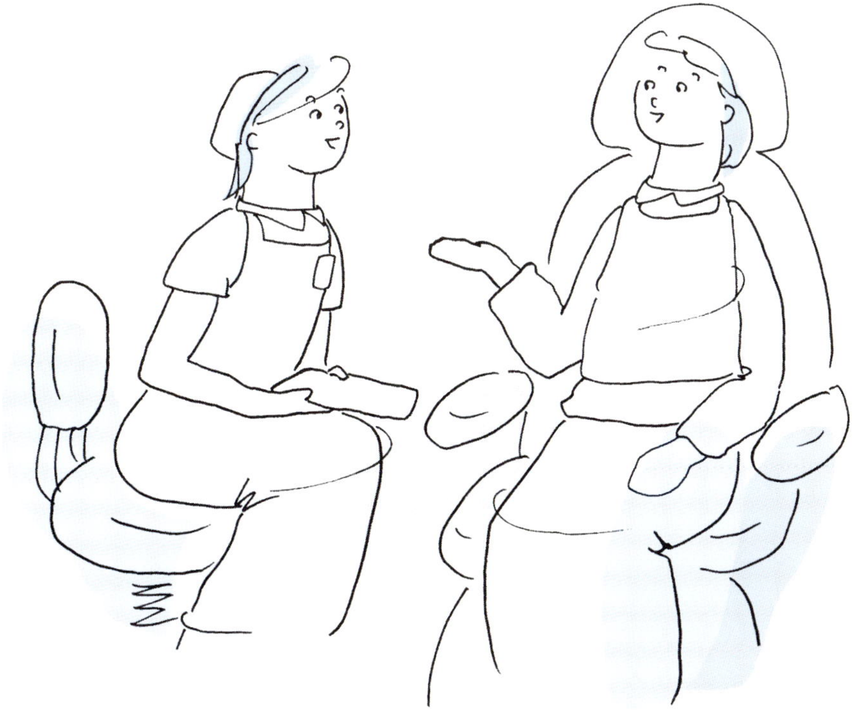

キーワード

◆チェアでのリラクセーション

■患者さんにリラックスしてもらうには。

- 身体に触れて激励します。触れていいところは、肩、腕、幼児では手などです。
- 一度、口をゆすいでもらったり、深呼吸をしてもらいます。

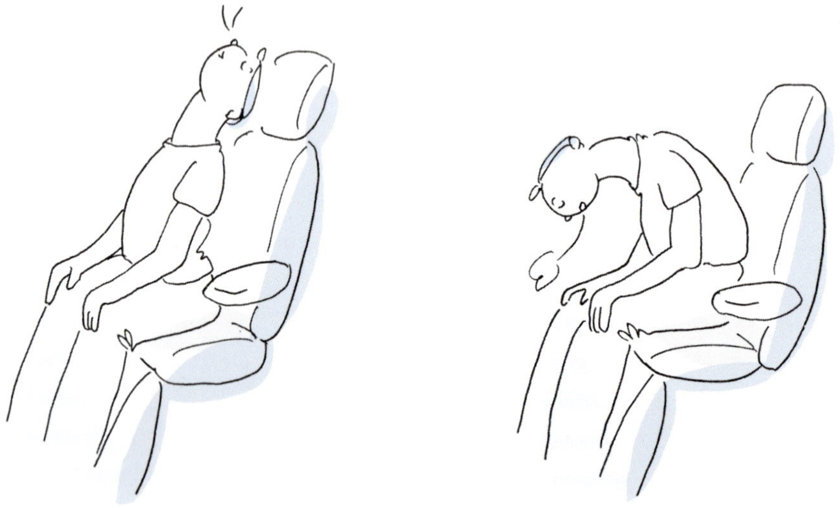

- 座っての深呼吸は、首を伸ばし、大きくゆっくり吸い込みます。吐くときは前かがみになってもらいます。

STEP 4-8

診療前・診療中の患者さんへのコミュニケーション1

チェアへ座った患者さん

8. ひどく緊張している患者さんには、肩や腕に手を触れながら“〜くん、頑張ろうネ！”“〜さん、深く呼吸してみましょう”などと言葉をかけ、励ましています。

2	1	0

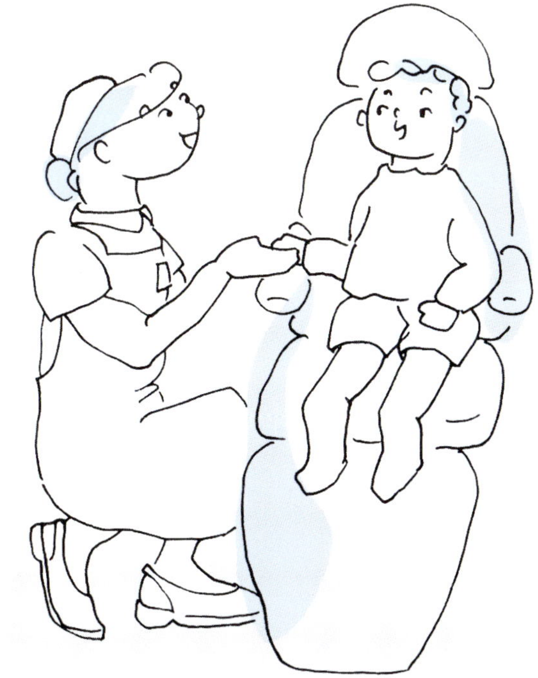

キーワード

◆話ができないときはジェスチュア

◆騒音（ノイズ）

■口を開けて治療を受けている患者さんは、声を出せません。そこで、痛いときは、左手を挙げてもらうよう約束しておきます。

- 手を挙げる＝痛いんです。これはジェスチュアのなかの代行身振り（38p）を活用しています。

■チェアに座っている患者さんは耳が頼り、音に敏感。

- 騒音は、患者さんをビクッとさせます。
  - ・足音・タービン・引き出しを閉める音
  - ・消毒コーナーでの金属音
  - ・ドアを閉める時の音
- 物を落とし患者さんをびっくりさせたときは、患者さんに謝ります。
  「失礼しました」と患者さんの方を向いて言います。下を向いて背中を向けたまま言ったのでは、単なるお義理でしかありません。
- チェアサイドを離れるとき、急にあわてたようにバタバタ遠ざからないようにします。
  - ・何事が起きたかと、患者さんはびっくりします。
  - ・地震、火事などの災害のとき、どういう体制になっているか確認しておきます。

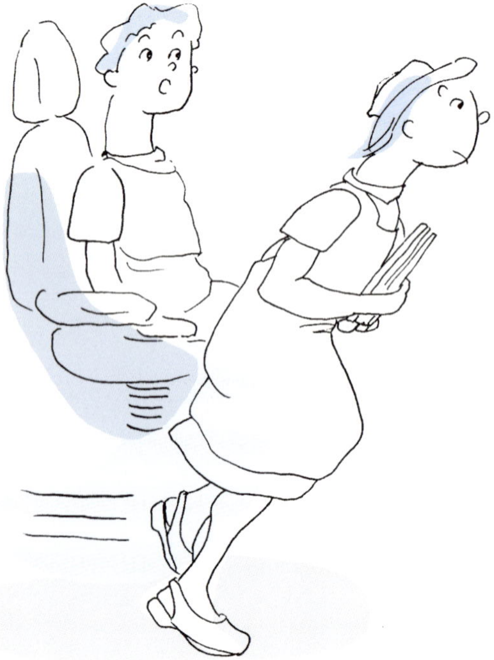

STEP 4-8

診療前・診療中の患者さんへのコミュニケーション1

チェアへ座った患者さん

9. 治療中、痛みを訴えたいときや疲れたときは、
手を挙げて合図をしてもらうように伝えてあります。

2	1	0

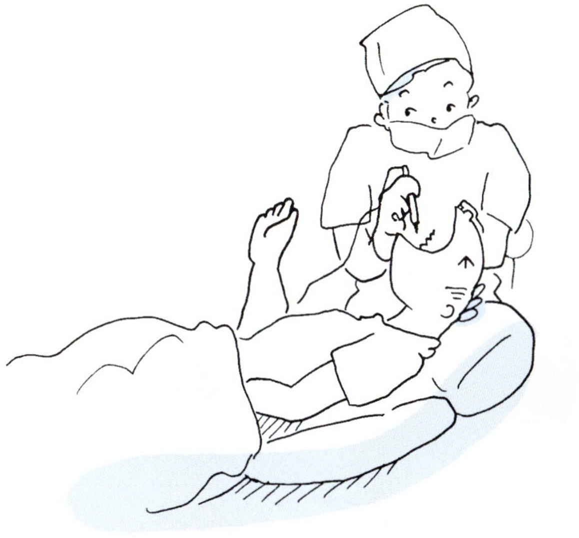

10. チェアに座っている患者さんは、緊張し、耳も敏感になっているので、騒音を出さないように気をつけています。

2	1	0

STEP4 診療前・診療中の患者さんへのコミュニケーション1

キーワード

◆一人待たせる
◆院長やコ・デンタルスタッフ間の引き継ぎ

■どんなとき、チェアで一人になるでしょうか。

- スタッフが聴きとりをしたあと、院長が診る前、「院長がくるまで、もうしばらくお待ちください」とことわります。
- セメント、印象材などの硬化待ちのとき、「硬まるまで５分ほどお待ちください」とことわります。
- 抜歯後、止血させるガーゼを噛んで圧迫させるとき「ガーゼを１０分ほど噛んでおいてください」とことわります。

■患者さんが見たり、聞いたりしているコ・デンタルスタッフ同志のやりとり。

- コ・デンタルスタッフ間の依頼は、相手の名前を呼んでからやりとりします。
- 「お願いします」「はい（わかりました）」という応答や、相づちは、気持ちよくきちんとします。
- 相手の方を向いて、「ハイッ↗」と返事し、「サッ」と動きます。「ハァイ↘」とトーンが下がらないようにします。

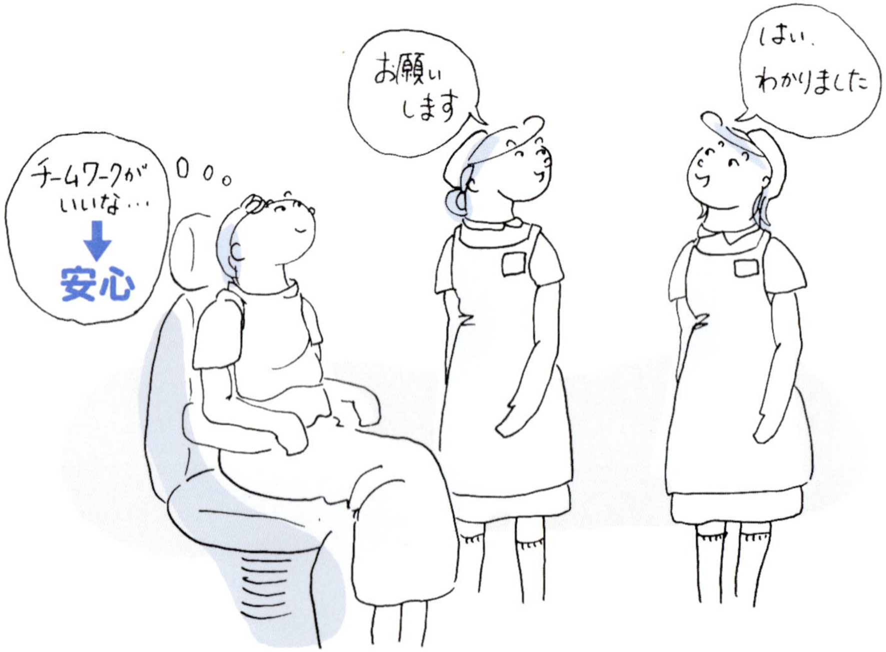

STEP 4-8

診療前・診療中の患者さんへのコミュニケーション1

チェアへ座った患者さん

11. チェアサイドから離れるときは、患者さんを黙って一人にしないで、“～さん、しばらくお待ちください”と言葉をかけています。 | 2 | 1 | 0 |

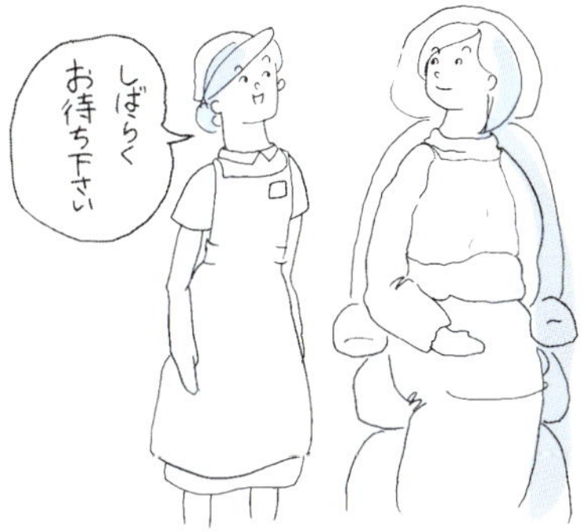

12. 歯科医師や他のコ・デンタルスタッフに引き継ぎをするときは、“～さんをお願いします。”と言葉をかけています。 | 2 | 1 | 0 |

キーワード

◆患者さんの口に器具を入れているとき
◆患者さんの口に器具が入っているとき
◆排唾管を入れる場所

■患者さんの耳元でバキュームのスイッチを入れない。

- 幼児、障害者、神経質な人は、気持ちをすぐ表します。顔の表情、手・足に緊張が見られます。
- バキュームチップを口の中へ入れるときは、最初に、少し大きい声で、患者さんの方へ向いて「～さん、失礼します」と声をかけます。

■バキュームチップを口から出すときは、目の前や顔の上を通さないようにします。ドロドロした唾液の人は、キレが悪く衣服を汚すことがあります。チップの切り口を上に向けてそっと出すようにします。また、逆流にも気をつけます。

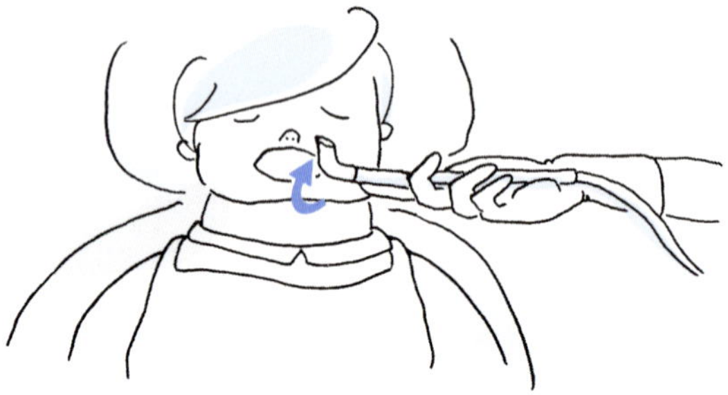

■口の中へ排唾管を入れる場所。

- 右側の部位を治療しているときは、舌側に入れます。
- その他の部位を治療しているときは、右下の第二大臼歯の頬側あたりに入れます。
- コードの重みが口の中まで伝わらないようにします。

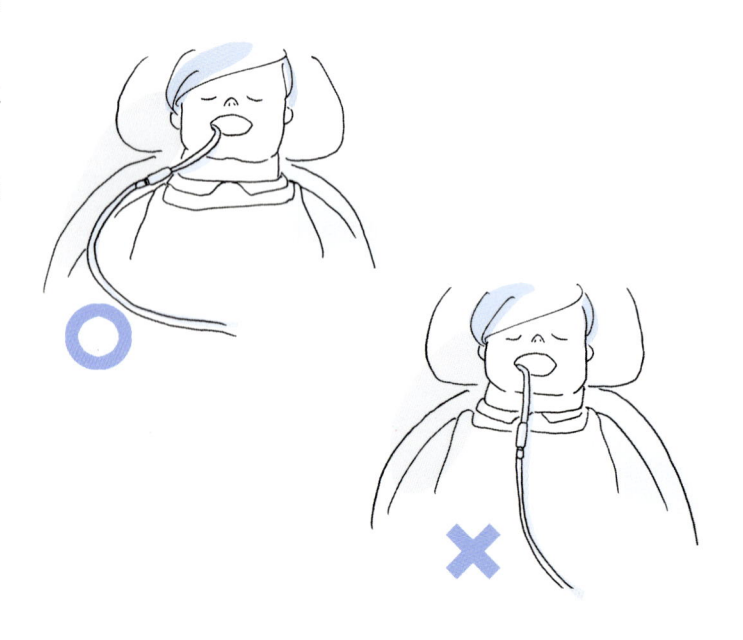

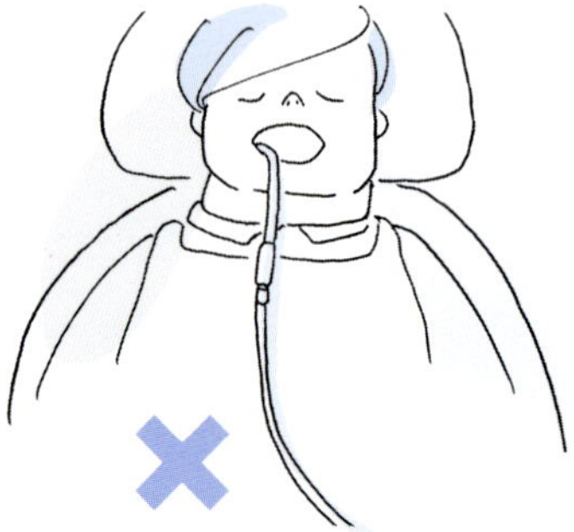

STEP 4-9

診療前・診療中の患者さんへのコミュニケーション1

診療介助をするとき

13. 排唾管やバキュームチップを口の中へ入れるときは、前もって、“～さん、失礼します”と言葉をかけています。

2	1	0

14. 排唾管を口の中へ入れた状態で、待ってもらうときは、“～さん、しばらくそのまま我慢してください”と言葉をかけています。

2	1	0

キーワード

◆器材の受渡し

■共同動作時、先生から指示されたとき。

- 先生からの指示に「ハイッ↗」と気持ちよく確認の返事をし、「サッ」と動きます。
- 返事をしないと、先生は聞こえていないのかと思い、目を向け手を休めるようになります。また先生のリズムが乱れます。
- セメント合着時に、「硬くならないように」と指示したら、返事をしなかったので、患者さんが「ハイ」と返事をするということがないように…。

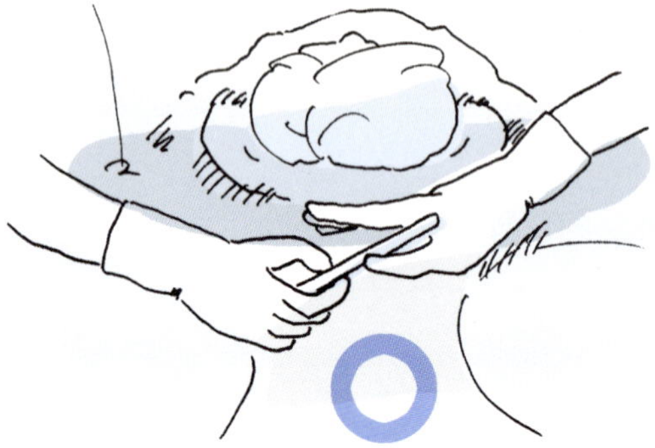

■器具、材料を渡すときは。

- 「お願いします」と声をかけ、黙って渡さないようにします。
- 患者さんの頭や顔の上を通さないようにします。モービルキャビネットの位置、器材のレイアウトと自分のポジションの動線を考えます。
- 受け渡しの場所は、事故が起きないように、患者さんの前方か後方で渡します。
前方からのときは、患者さんの視野に入らないようにします。
- 患者さんの左口角あたりで受け渡しをするときは、口角からの距離、方向、角度に気をつけます。

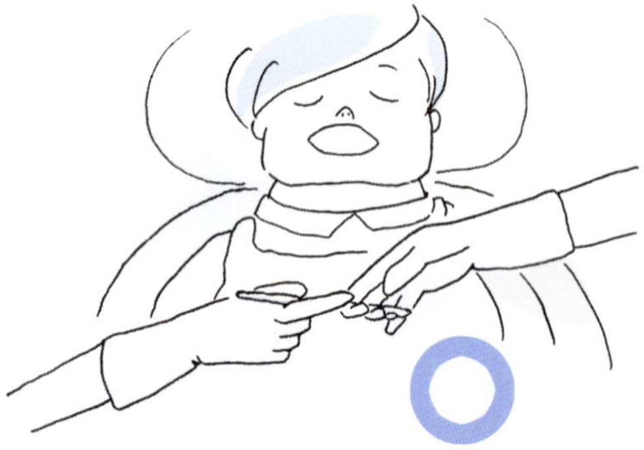

STEP4-9

診療前・診療中の患者さんへのコミュニケーション1

診療介助をするとき

2	1	0

15. 歯科医師と器材の受け渡しをするときは、
患者さんの顔の上を通さないように気をつけ、
患者さんの視野からも避けるようにしています。

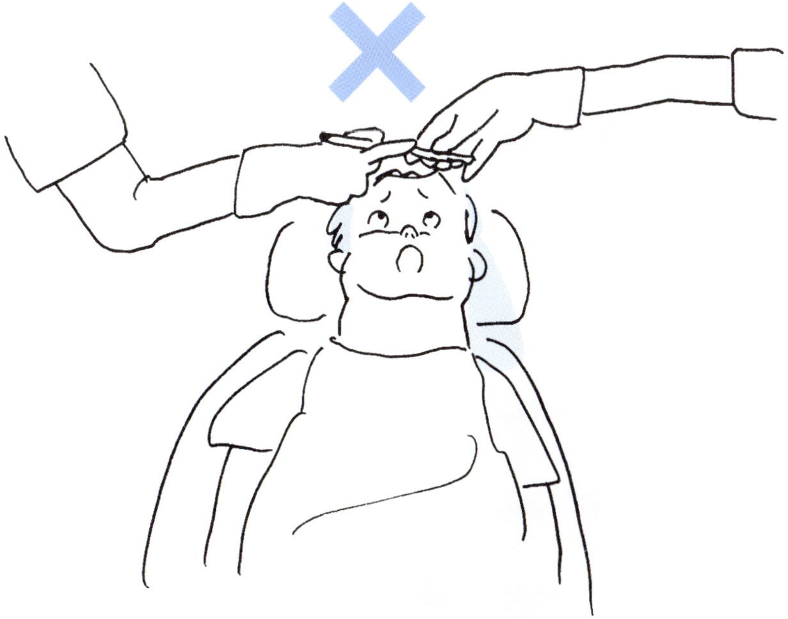

4-8-1~15　小計

STEP
5

診療前・診療中の 患者さんへのコミュニケーション2

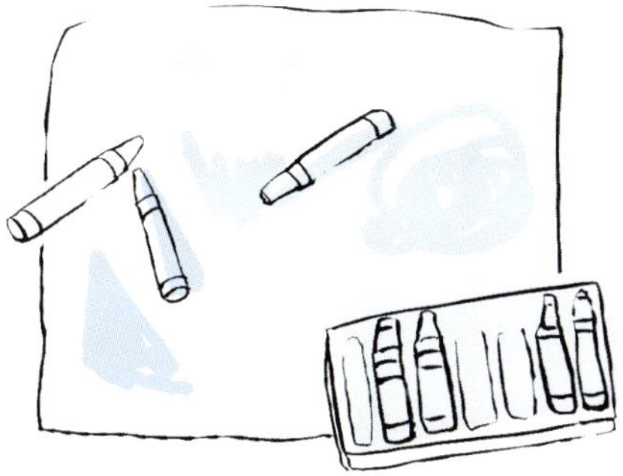

point

●はじめての患者さんとのコミュニケーションはどうしていますか。

●聴きとりをするとき、どんなことに気をつけていますか。

●診療補助、予防処置をするときは、どんなことに気をつけていますか。

キーワード

◆院長がスタッフを紹介
◆他己紹介・自己紹介
◆聴きとりのポジション

■はじめて面接する患者さんへ歯科医師は自己紹介しているでしょうか。

ビジネス界では、初対面の人と挨拶をするとき、名刺交換をします。チェアサイドで歯科医院の診療理念、診療方針、診療時間、地図などを印刷した名刺を渡すのもよいでしょう。

名刺まで渡さなくても、きちんと自己紹介したいものです。

■基本となるコミュニケーション技能を磨きます。

- まず挨拶
- 患者さんの名前を確認
  診療録を見ながら、名前を読みちがえないようにします。
- 自己紹介
  歯科医師は、はじめて面接する患者さんへ、恥ずかしがらないで自己紹介します。
- スタッフが、院長より前に初診の患者さんを聴きとりをするときは、院長のほうからスタッフを紹介するか、スタッフが自己紹介をしてから聴きとりをします。
  〈院長が他己紹介〉
  ・「〜さん　おはようございます。歯科衛生士の〜です。後ほど私が診ますが、前もって少しようすを聞いてもらいます。何でもお話しください」
  〈歯科衛生士が自己紹介〉
  ・「〜さん　おはようございます。私は、歯科衛生士の〜です。院長が診る前に、少しようすをお聞かせください」
- ことわりもなく、聴きとりを始めると「この人、先生かな」と誤解を招くことがあります。
- こんなとき、歯科衛生士のキャップや資格を表わしたネームプレートは安心感をもたれるでしょう。

■聴き取りをするときのポジション。

- 患者さんと90°のポジションをとり、ときどき顔を合わせられるようにしています。
- 目線の高さは患者さんの目の高さと同じくらいにし、上から見下すようにならないようにしています。
- 正面を向くと威圧感をもたれます。
- 患者さんの背中のほうで、ボソボソ話さないよう気をつけます。

STEP 5-10

診療前・診療中の患者さんへのコミュニケーション2

診療補助・予防処置・保健指導をするとき

1. はじめて面接する患者さんには、
歯科医師がコ・デンタルスタッフを紹介するか、
コ・デンタルスタッフが自己紹介をしています。

2	1	0

2. 聴きとりをするときは、患者さんと直角の向きで座り、
目の高さは、患者さんの目の高さに合わせています。

2	1	0

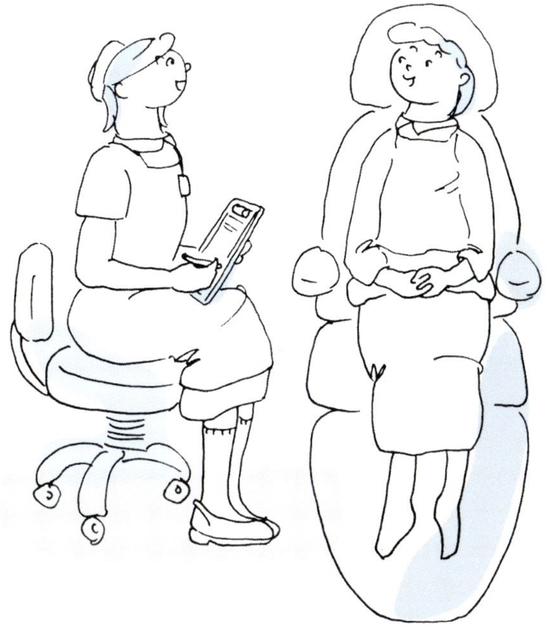

キーワード

◆聴き取りのマナー

■聴きとりをするときのマナー。

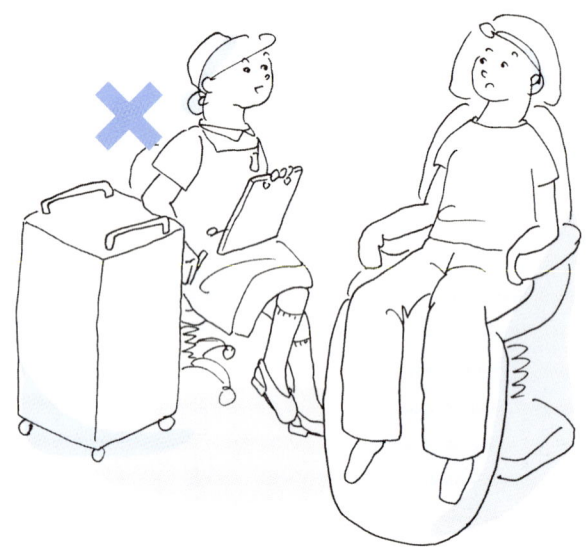

- 疲れたとき、足を組んだり、モービルキャビネットに肘をつかないように気をつけます。
- 後方に、モービルキャビネットがあるところでは、疲れてくるとつい肘をつきたくなります。
- 聴きとりをするときのボールペンなど尖ったものが、患者さんの目に向かってくると恐怖を感じます。
- 聴きとりをするときではありませんが、尖ったものの扱いは気をつけたいものです。
  - ・スケーリングするときのスケーラーを口の中へ入れるとき。
  - ・バキュームチップを口の中へ入れるとき。

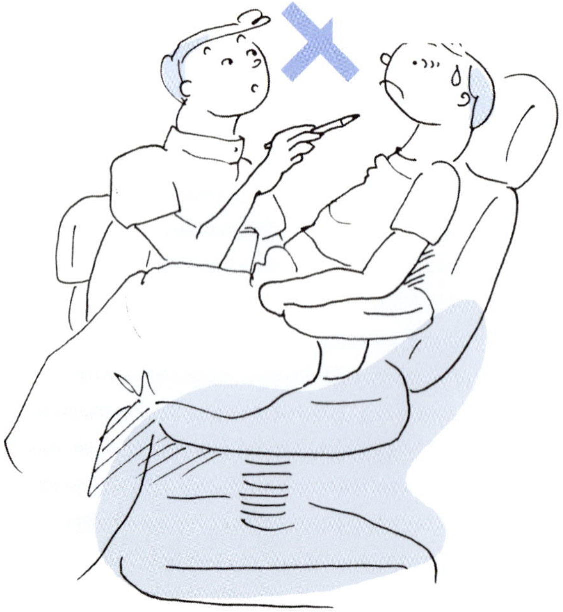

STEP 5-10

診療前・診療中の患者さんへのコミュニケーション2

診療補助・予防処置・保健指導をするとき

3. 患者さんが話しているときは、手を休め、患者さんの顔を見て、うなづきや相づち、返事をしながらしっかり聴いています。

2	1	0

4. 聴きとりをするときは、マスクをしたまま話をしないこと。足を組んだり、モービルキャビネットに肘をつかないこと。ボールペンを持った手を患者さんの顔のほうに向けないことなどに、気をつけています。

2	1	0

キーワード

◆プライバシー保護

◆言葉遣い

■並列に置かれたチェアでは。

- プライバシーの保護にも配慮します。
  義歯を入れている人
  病気をもっている人
- 隣のチェアから聞こえる先生や歯科衛生士の話から、患者さんが学んでいることもあります。
- プライバシーの保護といえないかも知れませんが、ライバル関係や仲の良くないの患者さんどうしは、ハチ合わせしないように約束する配慮も必要です。

■スタッフが聴きとりをするときの言葉遣いの基準は。

- 先生の言葉遣いに対する考え方を理解しておきます。
- 歯科医院の開業地域、患者さんの使っている言葉遣いを参考にします。

■避けたい社会人、医療人にふさわしくない言葉遣い。

- 耳ざわりな学生語、流行語
  〜とか〜とか　〜しちゃいましたか
  　〜じゃあないですか　〜ですかァー　やっぱ

- 敬語不足、過剰敬語、誤った敬語
  ・先日はどうも　痛みはどう　痛みはいつから
  ・（幼児に）おゆすぎください　いつからお痛みになっていらっしゃいますか
  ・とれた詰めものをご持参なさいましたか
- あいまいな言葉
  ・ちょっと　多少
  ・とりあえず　いちおう　そのうち

- 恐怖心、不安・不信をもたらす言葉
  ・針を刺す　歯肉を切る
  ・あれ　あぁ（驚き）　あら
  ・あっいけない　あぁ（ため息）

- 心を傷つける言葉
  ・食べカスがよくとれていませんよ
  ・入れ歯がよく洗えていませんね

- 漢語、専門用語
  ・智歯は至急とったほうがいいです
  ・抜歯してから１週間ぐらいで抜糸するようになります
  ・クラウンに慣れましたか
  ・１日何回ブラッシングしていますか

- 安心し癒される言葉
  ・世間話
  ・声かけのいろいろ
  大丈夫ですか　少しチクッとしますがガマンしてください　お疲れですか　少し休みましょうか　少ししみますよ　疲れたら休みますから声をかけてください

STEP 5-10

診療前・診療中の患者さんへのコミュニケーション2

診療補助・予防処置・保健指導をするとき

5. 個室、またはパーテーションがない診療室で、
聴きとりをするときは、隣の患者さんとの
プライバシーを保つよう気をつけています。

2	1	0

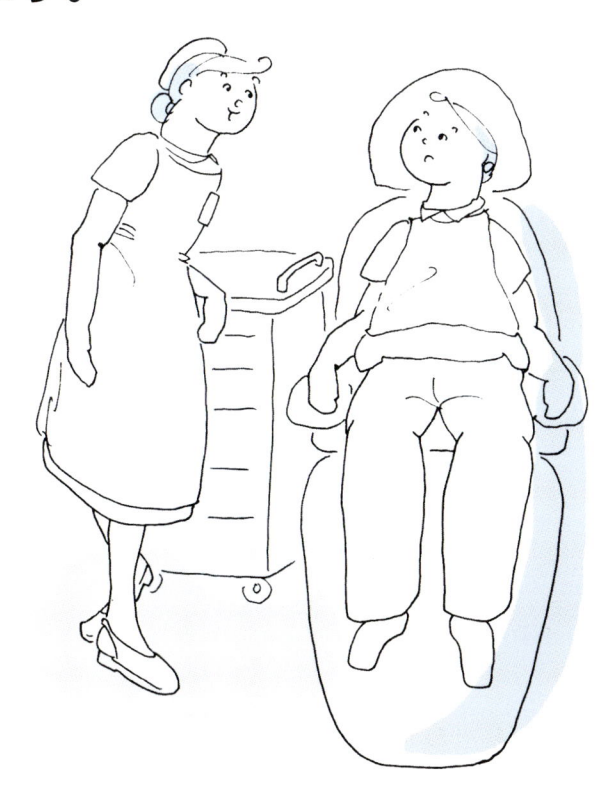

キーワード

◆聴き方
◆話し方

■病んでいる患者さんの訴えを傾聴し、共感するためのコミュニケーション技能を磨きます。

- 少し身体を乗り出します。患者さんと距離を縮め、相手の目を見て話を聴きます。
- うなずいたり、あいづちをうち関心を示します。
- 促し（それでどうなさいましたか、もう少し話を聞かせてください）の言葉を使います。
- 反復（リピート）しながら、言い換えることで、スタッフは内容を確かめられます。患者さんは、自分の話したことがきちんと伝わったことを確かめられ安心します。
- 支援や共感（そう思いますよ　大変でしたね　お困りでしたね）の言葉を使います。
- 内容を要約し、確認します。
- 患者さんが何を望んでいるか、気持ちや感情を聞きながら価値観を確かめます。

■話すときの声の調子をチェックしてみては。
患者さんと話をしているとき、しゃべり方が悪いために聞き返された経験はありませんか。

- 声の大きさは適切ですか。
- 早口で一本調子になっていませんか。
- 間のとり方が適切ですか。
- 一音一音はっきり聞こえますか。
- 語尾は下がっていませんか。

■大切な内容は間をとり、抑揚をつけ、ゆっくりしゃべり、語気を強めきわだたせます。

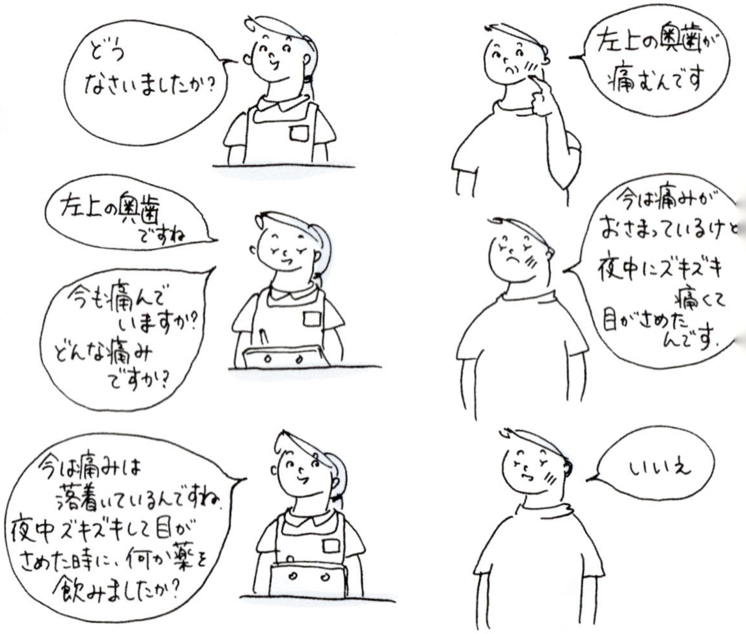

STEP 5-10

診療前・診療中の患者さんへのコミュニケーション2

診療補助・予防処置・保健指導をするとき

2	1	0

6. 聴きとりをするときは、患者さんの声の調子や顔の表情などを観察しています。
また、話の内容は、患者さんの言葉で復唱し、確かめています。

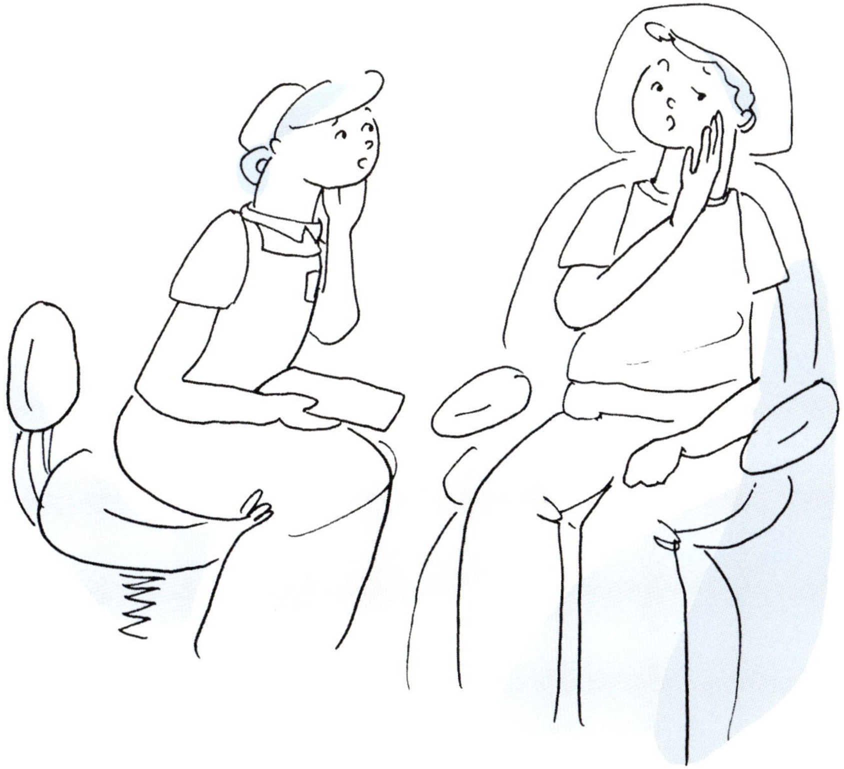

キーワード

◆申込書は情報源

◆質問票の目的

■申込書や質問票は、医院の信頼と患者さんの協力度を高める情報収集の手段。

- 一度聞いたことは、きちんと記録して同じことを何度も聞かないようにします。
- 名前
  読み違えて信頼を失わないようにします。
- 住所・連絡先
  医院の都合で約束時間を変更してもらうときのために、しっかり聴きとりをします。FAXも聞いておくと便利です。
- 紹介者
  どなたか知りあいの方がみえているか尋ねます。口こみのキーパーソンを探します。
- 医院歴
  何年（何ヵ月）前か尋ねます。記憶力と定期的に来院しているかわかります。
- 来院希望曜日、時間
  来院し易い曜日、時間だけでなく、具合の悪い曜日、時間を訊ね、期待に添うように約束します。
- 治療範囲
  悪いところだけ希望しているが、他に具合の悪いところがあれば、患者さんの欲求に応えるだけでなく、需要を拡くよう提示します。
- 自由記入欄
  「歯科医師に直接話しにくいこと」の記入を積極的にお願いします。

■質問票で聴きとりをする目的。

歯科医師が早く病状を診断し、応急処置や治療計画をたて、処置をするために情報収集をします。このとき三つの目的があります。

- 歯科医師が少ない時間で最大限の効果をあげるために、歯科衛生士が前もって聴き取りをします。
- 医療事故を防ぎ、医事紛争を起こさないようにします。
- 診療申込書、質問票を媒体にして、患者さんとの接点を求め、信頼関係を深めます。

■チェアサイドのスケジュール表を見て、予定している治療内容について聴きとりをします。

たとえば、抜髄予定の患者さんには、

- 麻酔をして神経をとる予定の歯が、今痛みがあるかどうか。
- 前に麻酔をしたことがあれば、そのとき異常はなかったか。
- 疲れがたまっているか、カゼ気味でないかなど、今日の身体のようすを尋ねます。

STEP 5-10 診療前・診療中の患者さんへのコミュニケーション2
診療補助・予防処置・保健指導をするとき

7. 患者さんが記入した申込書や質問票を確かめるときは、
歯科衛生士と歯科医師が、二重チェックをしています。

2	1	0

8. 再来の患者さんには、予定している治療内容の聴きとりをし、
歯科医師に報告しています。
また、聴きとりをした内容により、器材の追加をしています。

2	1	0

キーワード

◆診療補助、予防処置時の観察

◆説明するときのポジション

■歯科衛生士が、診療補助、予防処置業務をおこなっているときは、患者さんの観察が必要です。患者さんの緊張は、顔、肩、手足に表れます。

- 額や鼻に汗をかしていませんか。
- 肩で息をしていませんか。
- 手に力が入り、チェアのアームをしっかり握っていたり、手を握りしめていませんか。
- 足を組んだり力が入っていませんか。

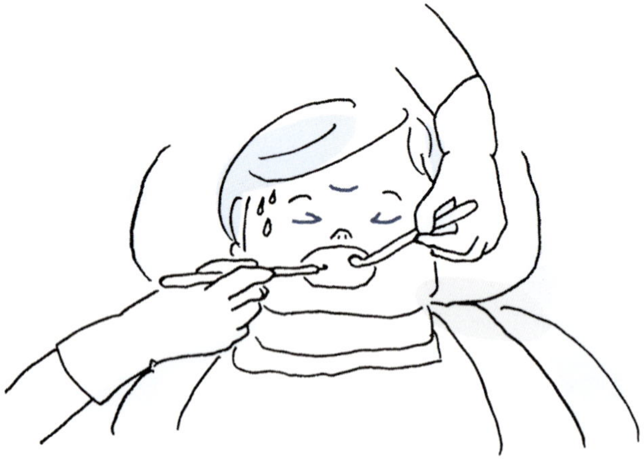

■保健指導をするとき、模型やエックス線写真などを用いて説明することがあります。このときは、患者さんと平行（ベンチスタイル）に座ります。

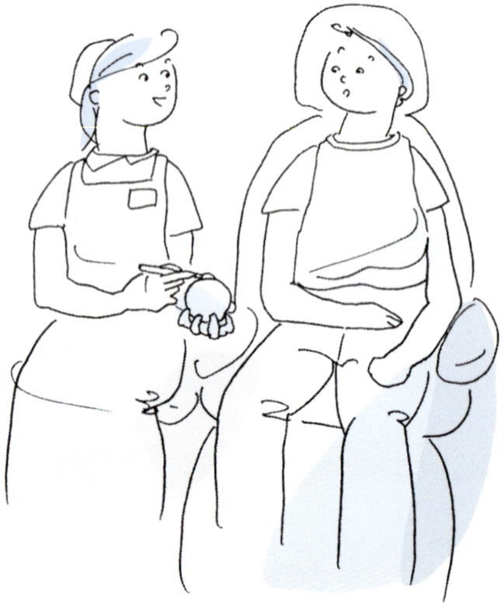

STEP 5-10

診療前・診療中の患者さんへのコミュニケーション2

診療補助・予防処置・保健指導をするとき

9. 診療補助、予防処置をしているときは、患者さんの息使い、顔の表情、手、足を観察しています。
緊張しているときは、リラックスできるような言葉をかけるか、休みながらおこなっています。

2	1	0

10. 保健指導をするときは、患者さんと平行に座り、目線は患者さんの目の高さに合わせています。

2	1	0

5-10-1~15　小計

STEP
6

診療後の 患者さんへのコミュニケーション

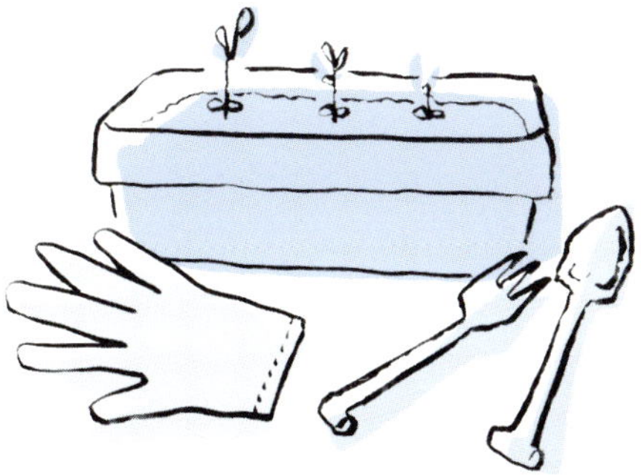

point

●治療が終わった患者さんへ、どのような心くばりをしていますか。

●患者さんを見送るとき、どのような心くばりをしていますか。

STEP6 診療後の患者さんへのコミュニケーション

キーワード

◆**治療直後の手順**

◆**治療後の説明**

■ユニットまわりを定位置。

- 誘導して座ってもらったときと逆の順序で、ライト、ワークテーブルを定位置に戻します。

■患者さんに声をかけ背板を起こし、チェアを下げます。

- チェアに座っていると患者さんは、目を閉じているか、正面を見ています。急に背板やチェアを動かすと、患者さんをビックリさせてしまいます。
- 口をゆすいでもらいます。
- 預かっていた義歯やメガネを返します。

■その日おこなった治療内容と治療後の予知や注意、ホームケア。

院長から「～さんを、終わりにしてあげてください」と指示されたら、患者さんを定位置に戻します。

根管治療後の例をあげておきます。

- 今日は、根の治療をしました。少し歯が浮いた感じがするかもしれませんが、心配ありません。時間が経つと落着いてくると思います。
- 治療をしている歯で噛まないよう気をつけてください。白い薬でふたをしていますが、取れると根の治療が長びきます。割れたら抜くようになると大へんですから、ご協力ください。磨くときもそっと歯ブラシをあててください。
- 「それでは～さん　今日は終わりにしましょう」と言葉をかけチェアから降りてもらいます。

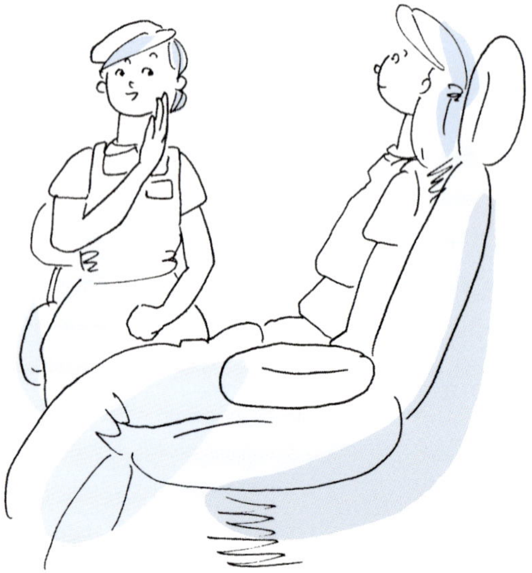

STEP 6-11

診療後の患者さんへのコミュニケーション

チェアでの患者さん

1. ユニットまわりを定位置にもどし、
“～さん、背中を起こします” と言葉をかけ、
背板を起こしています。

2	1	0

2. その日おこなった治療内容と治療後の予知や注意、
ホームケアなどについて説明しています。

2	1	0

STEP6 診療後の患者さんへのコミュニケーション

キーワード

◆治療後、チェアサイドでの挨拶

◆預り物

■患者さんがチェアから降りたら。

- 手を休め患者さんの方を向いて、「どうぞ　お大事に（なさってください）。待合室でしばらくお待ちください」と挨拶をします。
- マスクとグローブを外して挨拶します。

■患者さんがまだスタッフの方を向いて、「ありがとうございました」と挨拶しているのに、既に背中を向けて片付けをしていることがないように、気をつけます。年配のかたは、深々と頭をさげ、ていねいにおじぎをするので、こちらもゆっくりおじぎをします。

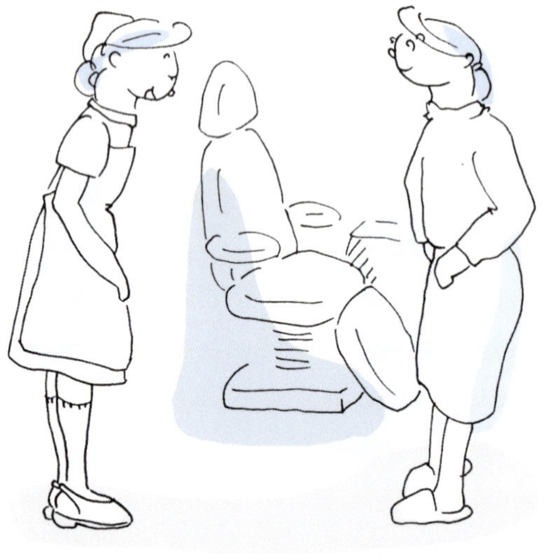

■預り物を確認します。

- 義歯やメガネは、チェアサイドで返しましたか。
- 帽子、上着、コート、荷物を預かっているときは、挨拶が終わったら、その場所へひと足先へ行き返します。
- 背広は、着せてあげます。

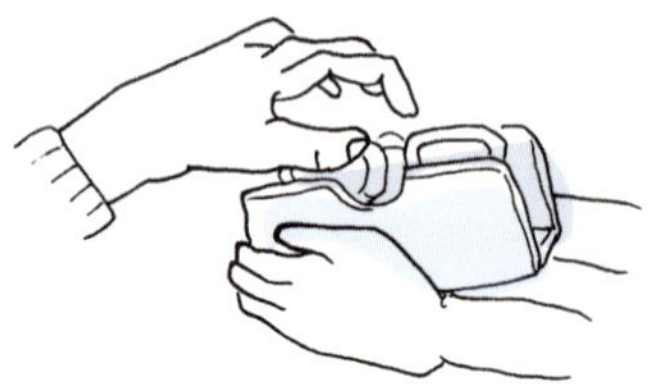

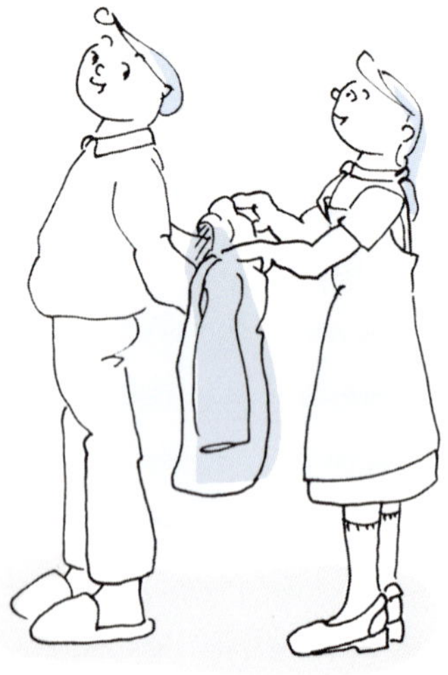

STEP 6-11

診療後の患者さんへのコミュニケーション

チェアでの患者さん

3. 患者さんがチェアから降りたときは、手を休め、相手の目を見て笑顔で、おじぎをしながら挨拶をしています。
また、患者さんが背中を向けるまでは、
ほかの仕事に手をつけないようにしています。

2	1	0

4. 義歯やメガネ、そのほか帽子、上着、コート、荷物などの預かりものは、返すのを忘れていないか確かめています。

2	1	0

STEP6 診療後の患者さんへのコミュニケーション

キーワード

◆治療後、待合室の患者さん

◆薬を渡すときの説明

■治療を終え、待合室で待っている患者さんの気持ちを察知。

- 次の患者さんは、気を配ってあげたい人たちです。
  - ・麻酔をして、口腔外科、歯周外科、歯冠形成、抜髄などの処置をした患者さん
  - ・長時間治療した高齢者の患者さん
  - ・全身の疾患をもった患者さん
- 待合室まで出向き、声かけをします。
  - ・あなたなら、どんな言葉かけをしますか。
    「お疲れになりましたか」
    「まだ、頬のほうがしびれていますか」
    などの言葉をいっぱいたくわえておきましょう。

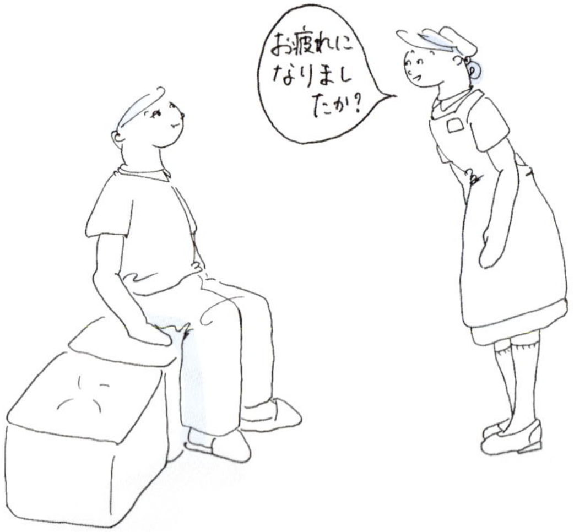

■受付で薬を渡すときは。

ジェスチュアの補強身振り（38p）を活用し、薬の種類、飲み方を説明したら、副作用について、説明をしておきます。

- 例えば、「お薬をお飲みになって
  顔や首に湿疹が出たり（手のひらを顔や首にあてる）、
  胸やけがしたり（手を胸にあてる）
  胃がもたれたり（手を胃にあてる）
  おなかをこわした（手をおなかにあてる）ときは、
  飲むのをおやめください」

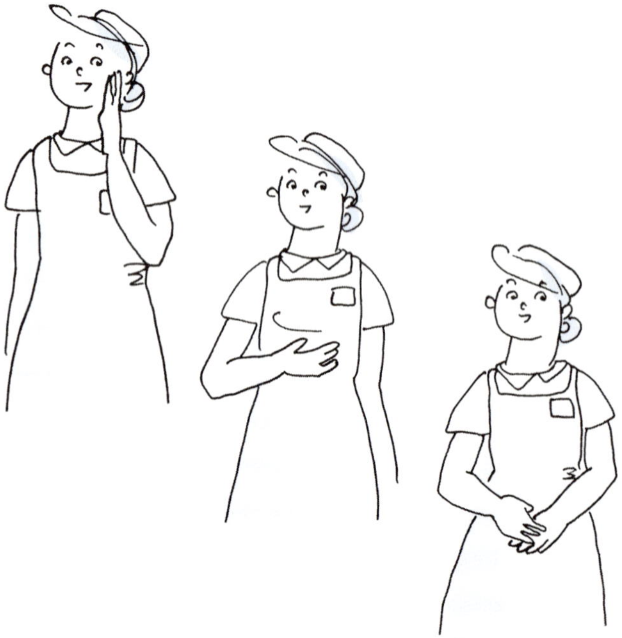

STEP 6-12

診療後の患者さんへのコミュニケーション

待合室・受付での患者さん

5. 治療を終えた患者さんは、待合室でどのような気持ちで待っているか、姿勢、動作などを観察しています。

2	1	0

6. 院内で薬を渡すときは、薬の種類、飲み方などの説明をていねいにおこなっています。

2	1	0

キーワード

◆診察日時の決め方

◆二者択一

■時間を決めるときは二者択一。

- 申込書を記入してもらうとき、来院しやすい曜日、日にち、時間など少しつっ込んで具体的に聞いておきます。
  - ・いつでもよい→とくによい、AM・PM、曜日
  - ・AM→とくによい時間、朝早め、昼はいつ頃までならよいか
  - ・PM→とくによい時間　2時　4時
  - ・どうしても都合のつかない曜日、日にちも聞いておきます。
- 来院しやすい時間帯を優先して時間を約束すると、変更、無断で休む人が少なくなります。
- 日時を二つ提示し、どちらか一つを選んでもらう二者択一は、患者さんが選択をしますが、医院のペースの時間配分で決めることができます。
- 受付のカウンターに卓上カレンダーを置いておくと患者さんは見ながら診療日時を決められます。

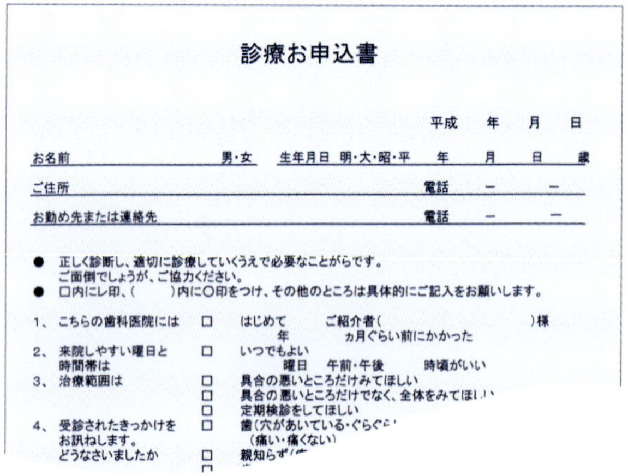

診療お申込書

平成　年　月　日

お名前　男・女　生年月日　明・大・昭・平　年　月　日　歳

ご住所　電話　－　－

お勤め先または連絡先　電話　－　－

● 正しく診断し、適切に診療していくうえで必要なことがらです。
ご面倒でしょうが、ご協力ください。

● □内にレ印、(　　)内に○印をつけ、その他のところは具体的にご記入をお願いします。

1、こちらの歯科医院には　□　はじめて　ご紹介者(　　)様
年　ヵ月ぐらい前にかかった

2、来院しやすい曜日と時間帯は　□　いつでもよい
曜日　午前・午後　時頃がいい

3、治療範囲は　□　具合の悪いところだけみてほしい
□　具合の悪いところだけでなく、全体をみてほし
□　定期検診をしてほしい

4、受診されたきっかけをお訊ねします。どうなさいましたか　□　歯(穴があいている・ぐらぐ
(痛い・痛くない)
□　親知らず
□

STEP 6-12

診療後の患者さんへのコミュニケーション

待合室・受付での患者さん

7. 次の診療日時を約束するときは、治療内容と所要時間を伝え、日時を二つ提示します。
そのうち一つを選んでもらうようにしています。

2	1	0

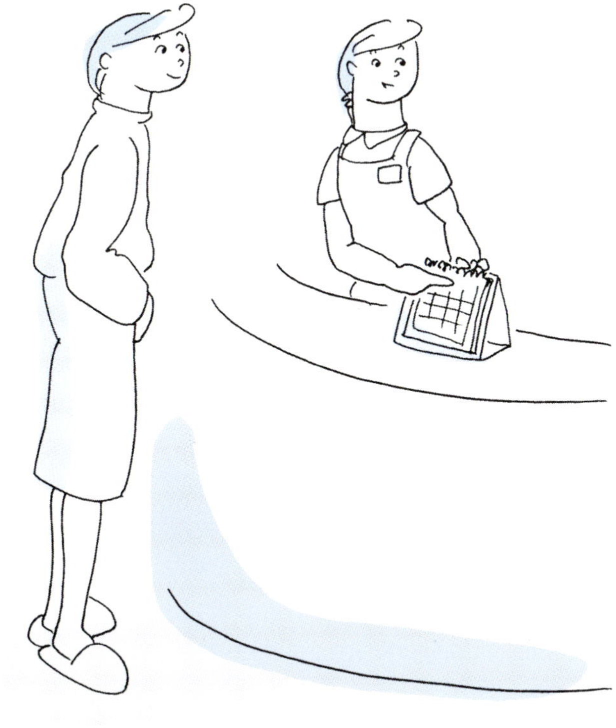

キーワード

- ◆金額の提示
- ◆領収書
- ◆医療費控除
- ◆開示の請求

■治療費をお知らせするときは。

- 金額は、一音一音ゆっくり、はっきり伝えます。
  「今日の治療費は530円になります」
  「1,000円お預かりします」
  (「1,000円からでいいですか」と表現しないようにします。)
  「 1,000円お預かりしましたので、お釣りは470円です」

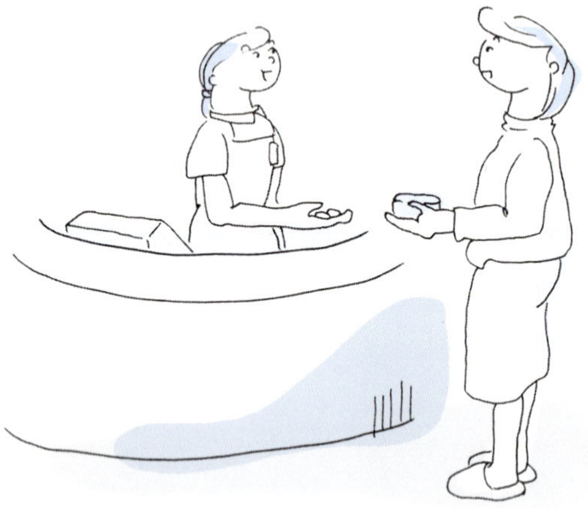

- 下を向いたまま、伝えたり、お釣りを渡さないようにします。

■明細を記載した領収書が求められる時代です。

- 領収書は、レジで対応します。
- 自由診療の領収書は、日本歯科医師会歯科医師青色申告会全国連合会の領収書を活用します。

■医療費控除の説明もできるようにしておきましょう。

> **医療費控除とは？**
>
> 本人および生計を同じにする配偶者、その他の親族の医療費を毎年１月１日から12月31日までに年間合計で10万円以上支払った場合には、翌年３月15日までに申告すると医療費控除が適用され、税金が還付または軽減されます。
>
> 申告額は200万円が限度です。
>
> 所得金額が200万円までの方は、所得合計額の５%以上医療費がかかった場合に申告できます。

■患者さんが診療録、その他の診療記録等の開示を求めてきたときは。

- 検査記録や治療内容などは診療録を見せながら説明し納得してもらいます。

■納得してもらえず、診療録などの開示を求められたときは、原則として応じます。

- 診療記録などの閲覧、謄写にかえて要約書を交付することができます。
- 開示を求める者の条件
  委任状、診療記録などの開示申込書、受理後の返答書、費用の請求書等を整理しておく必要があります。

STEP 6-12

診療後の患者さんへのコミュニケーション

待合室・受付での患者さん

8. 治療費をお知らせするときは、治療内容を説明してから、金額を伝えています。お金は、預り金とお釣りとの金額をはっきり伝え、受け渡しをしています。

2	1	0

9. 領収書は、その都度発行しています。
また、医療費控除の説明もできるようにしています。

2	1	0

10. 診療明細書や診療録などの開示を求められたときは、対応できるようにしてあります。

2	1	0

キーワード

◆不満顔

◆苦情の原因

■受付で見られる患者さんのしぐさや顔の表情。

- だまってカウンターの中をじっくり見ている患者さん
- 不満なときの顔の表情

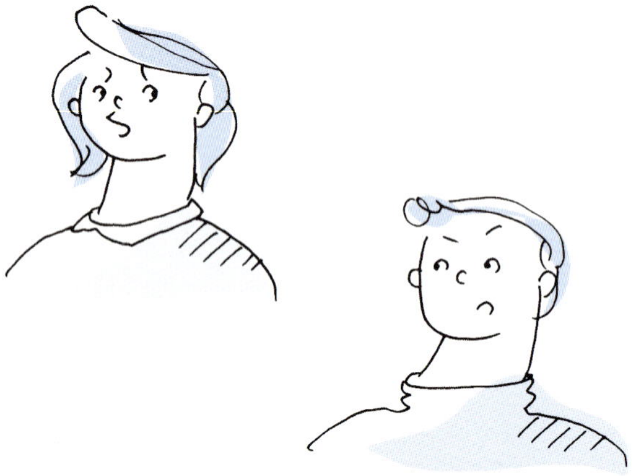

- 原因は、治療内容、スタッフの応対、治療費、それとも患者さんの性格かも知れません。

■苦情を収集します。

- 時間にかかわること。
  - ・約束時間に来院したのに待たされていますが
  - ・先に来ているのに、後からの人が先になったけど…
- 設備・備品にかかわること。
  - ・洗口の水が臭います。
  - ・待合室の空気が臭います。
- 料金にかかわること。
  - ・いつものと同じ治療なのに今日はなぜ高いの（月はじめ）。
  - ・約束した料金とちがっていますが。
  - ・料金、支払ったと思いますが。
- 治療技術にかかわること。
  - ・つめものがとれた。
  - ・かぶせたものが合わない。
  - ・義歯がいつまでたっても噛めない。

■原因を分析、同じ誤りをしないよう改善します。

- ブリーフィング時の、ワンポイントレッスンで確認しあいます。

STEP 6-12

診療後の患者さんへのコミュニケーション

待合室・受付での患者さん

11. 会計をするときは、不満そうな気持ちや感情が、顔や言葉に表れていないか、観察しています。

2	1	0

12. 苦情を言われたときは言い訳をしないで、まずあやまります。次に理由をよく聴きます。内容によっては歯科医師に早く報告し、指示を受けるか、または対応をお願いしています。

2	1	0

キーワード

◆お願いパンフレット作製

■「患者さんへのお願い」のパンフレットを作製。

患者さんへのお願い

私たちは、皆さまから“安心し信頼され、そして満足していただける歯科医院づくり”をめざしております。そのためにも次のことがらについて、皆さまのご協力をお願いします。

○○歯科医院

■保険証・老人医療証は―
毎月１回、月はじめのご来院時に窓口にお出しください。確認させていただきます。

■公費負担診療を受けられる方は―
保険証と一緒に医療券などを窓口にお出しください。

■保険証の内容が変わったとき資格が無くなったときは―
早めにお申し出ください。その際は、新しい保険証または継続療養証明書をお持ちください。

■受診されるときは―
以前診療を受けた方も、必ず保険証をお持ちください。保険証をお持ちにならない時は、自費診療の扱いにさせていただきます。

■約束した時間に、どうしてもおいでになれなくなったときは―
わかり次第、早めにご連絡ください。

＊お問い合わせは、
TEL:000-000-1234へお願いします。

STEP 6-12

診療後の患者さんへのコミュニケーション

待合室・受付での患者さん

13. はじめての患者さんには、
「受診への協力」についてお願いしています。

2	1	0

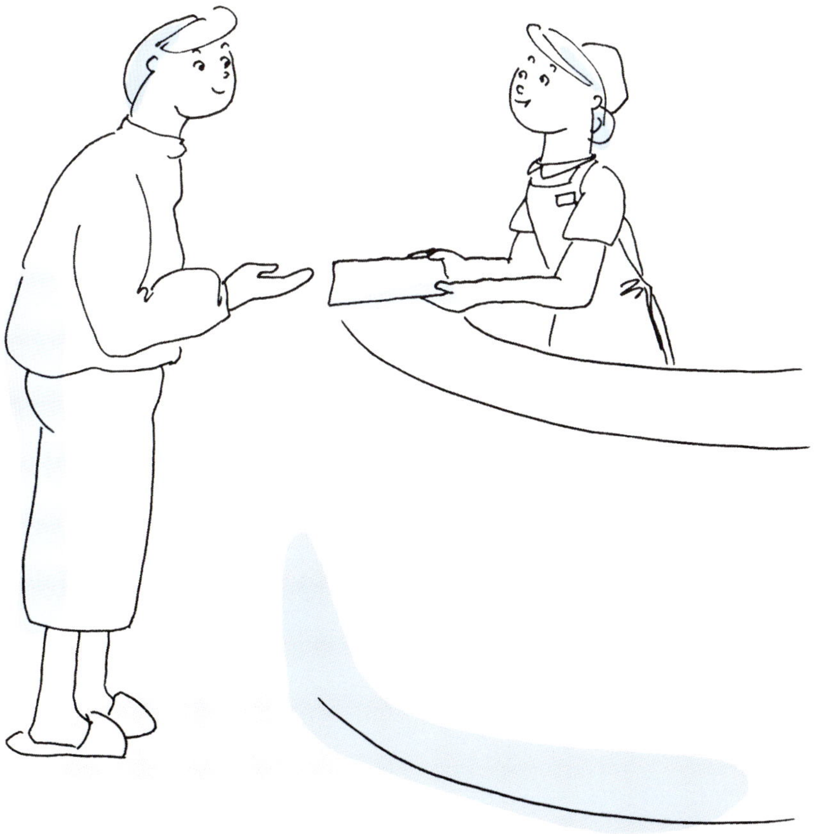

キーワード

◆定期健診

■治癒した患者さんへ「定期健診がなぜ必要か」説明します。

- 「義歯のようすをみます」
  - ・噛みやすい側ばかりで噛むくせがでていないかをみます。そのままにしておくと、顎の関節に異常が起きることがあります。
  - ・土手がやせてきて義歯の裏に細かいノリのようなものがついてくると、雑菌が増えて、粘膜がただれてきます。むせたとき、雑菌が肺に入り、肺炎を起し、微熱が出るようになることがあります。
  - ・義歯を長持ちさせるには、残りの歯や土手を長もちさせないといけません。
  - ・残りの歯がよく磨かれているかを調べます。

■定期健診を受けると。

- 歯や口の中を健康に保つことで、毎日いきいき元気に過ごせます。
- 早めに悪いところをみつけられます。

などを理解してもらい、必要なときだけ来院するのではなく、自分の健康は自分で守る欲求をもってもらうようにします。

■受付で説明。

「先ほど、12月に定期健診をする説明があったと思います。このカードを11月のカレンダーにクリップしてください。11月になったらお電話ください。こちらからもお電話さしあげます。」

◆定期健診連絡カード◆

11 月にお電話ください。

12 月の健診日を決めます。

●000-000-1234
○○歯科医院

●診療日は
月　火　木　金　土
午前９時～午後１時
午後２時～午後５時

自分の歯と口の健康は自分で守ろう！

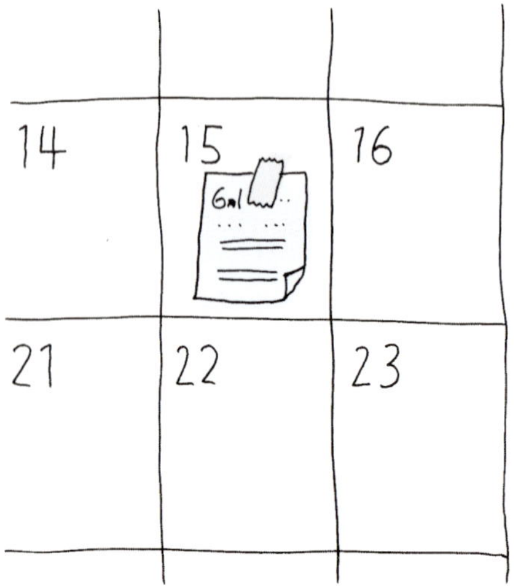

STEP 6-12

診療後の患者さんへのコミュニケーション

待合室・受付での患者さん

14. 治癒した患者さんには、定期健診の必要性を説明しています。 | 2 | 1 | 0 |

提示した時期がきたら、

患者さんから自主的に申し込んでもらうようにしています。

また歯科医院からもお知らせすることを伝えています。

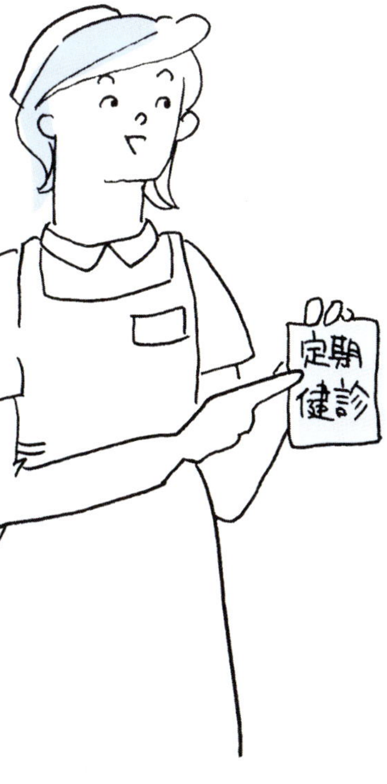

キーワード

◆患者さんを見送る

■百貨店、外食産業、コーヒー店など、身近なところで、体験していませんか。

- 無表情で、「お釣りです」と渡します。
- 下を向いたまま、「ありがとうございましたー」
- お釣りを出したら、受け取っていないのにすぐほかの仕事にとりかかっています。

そのような不愉快な思いをしたことはありませんか。

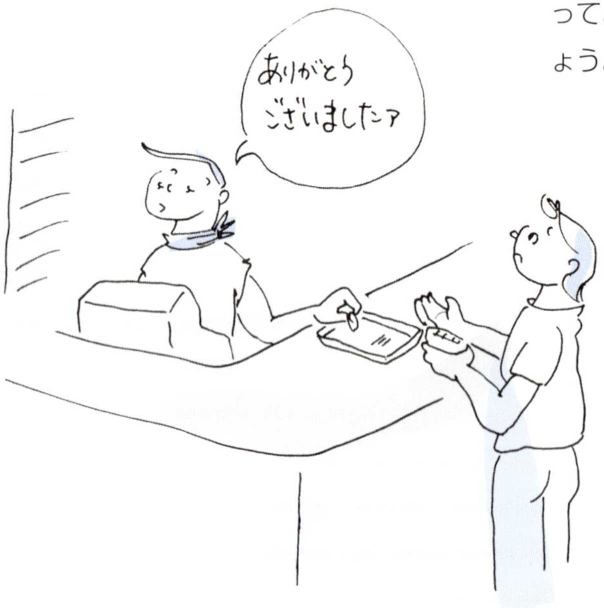

■歯科の受付では。

「おだいじに」と笑顔で挨拶したあと、患者さんが診察券を受け取り、背中を向けるまでは見送るお付き合いをします。

- 満足した顔か、不満・不信の顔か、顔の表情を観察します。不満そうな顔が見られたら、受付でカバーするか、院長へ報告します。
- 「不快」を背負って帰ってもらわないようにします。
- 後姿を見送るときは､｢この歯科医院にお世話になってよかった」という背中が見えるようにしましょう。

STEP 6-12

診療後の患者さんへのコミュニケーション

待合室・受付での患者さん

15. 患者さんを見送るときは、手を休め立ち上がります。
相手の目を見て笑顔で、おじぎをしながら挨拶をしています。
患者さんが背中を向けるまでは、
ほかの仕事に手をつけないようにしています。

2	1	0

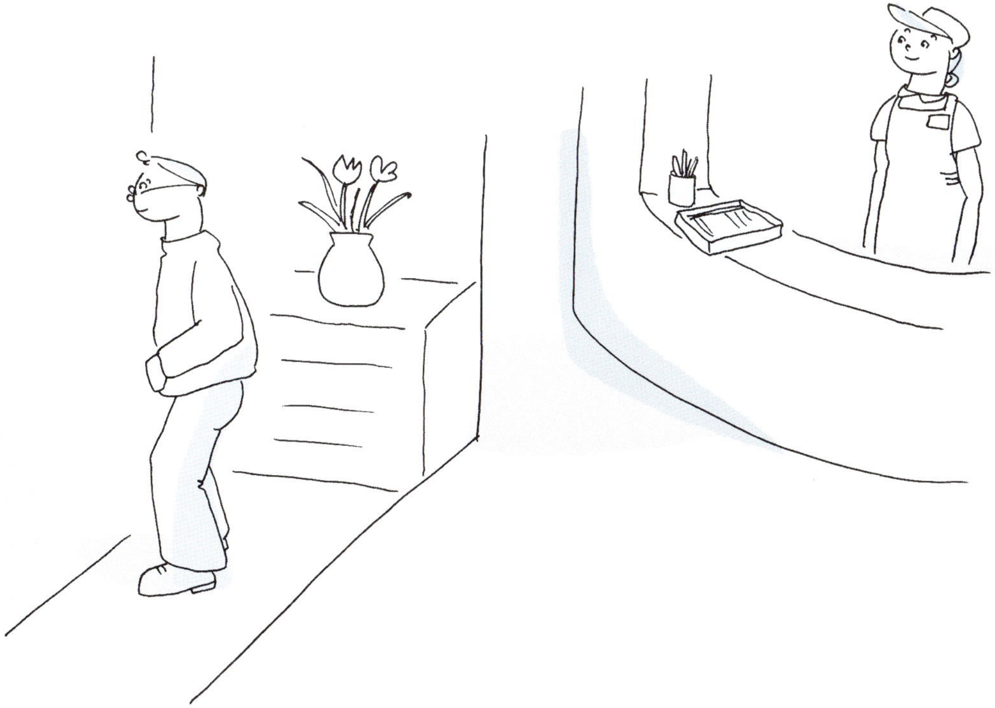

6-11-1~15 小計

集計表

15ページ～99ページの小計を集計表にまとめて
113ページのレーダーチャートに転記してください。

大項目	中項目	小項目	自己評価点
1 診療前のコミュニケーション	**1** カガミの前で身だしなみ **2** 患者さんの目線で準備 **3** 簡単な事務連絡	**10** （満点 **20**点）	
2 患者さんがみえたとき、受付·待合室でのコミュニケーション	**4** 受付に迎えた患者さん **5** 待合室で待っている患者さん	**15** （満点 **30**点）	
3 患者さんを待合室からチェア誘導するときのコミュニケーション	**6** 誘導する前に、準備しておきたいユニットまわり **7** 待合室の患者さんを呼び、チェアまで誘導	**15** （満点 **30**点）	
4 診療前・診療中の患者さんへのコミュニケーション1	**8** チェアへ座った患者さん **9** 診療介助をするとき	**15** （満点 **30**点）	
5 診療前・診療中の患者さんへのコミュニケーション2	**10** 診療補助·予防処置·保健指導をするとき	**10** （満点 **20**点）	
6 診療後の患者さんへのコミュニケーション	**11** チェアでの患者さん **12** 待合室・受付での患者さん	**15** （満点 **30**点）	
	合　計	**80** （満点 **160**点）	

歯科医院でのMOTサイクル・レーダーチャート

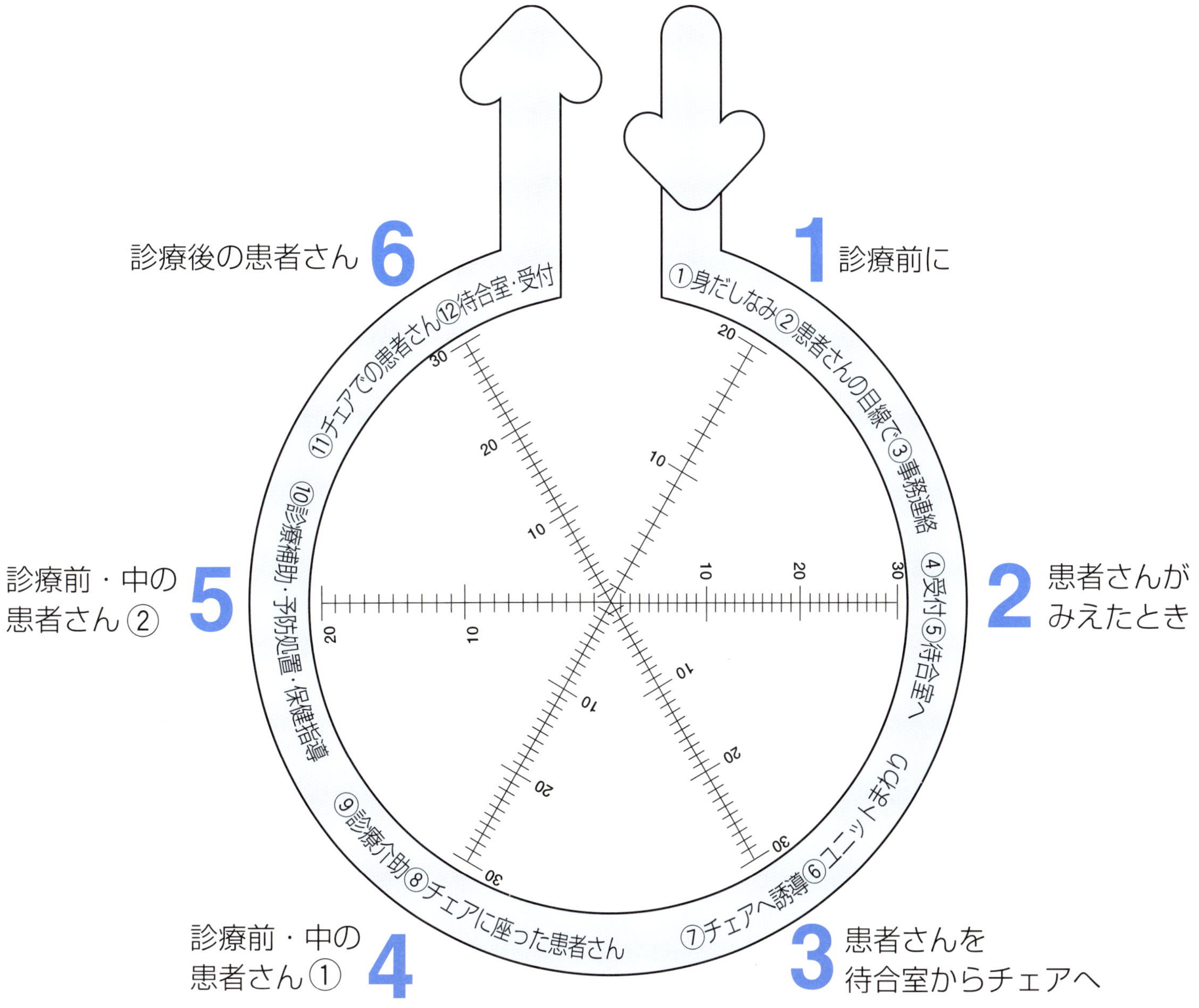

高津式MOTサイクル・レーダーチャート　©S.TAKATSU

第3章

改善点をみつけスタッフが変わろう

患者さんを迎えてから見送るまでの決定的瞬間80

自己評価結果を読んでみましょう

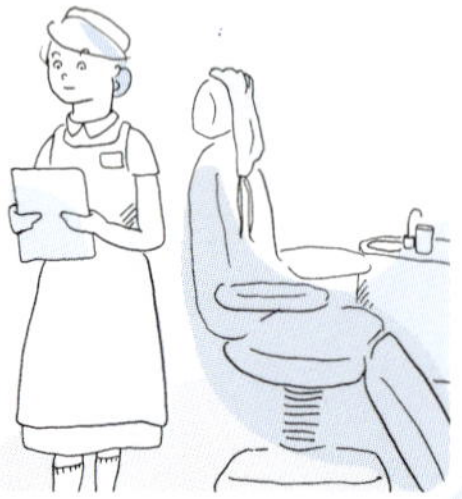

コ・デンタルスタッフが、対人コミュニケーション能力を高めるキーワードは、MOTサイクルです。そこで、「患者さんを迎えてから見送るまでの決定的瞬間80」について自己評価してもらいました。その結果を読んで改善点をみつけ、スタッフが変わる動機づけにしてほしいと思います。

■改善点をみつけるために3つのステップを確認。

ステップ1

患者さんを迎えてから見送るまでの決定的瞬間80の評価票を用い、自己評価し、大項目ごとに小計を出します。　(9ページから111ページまで)

ステップ2

大項目の小計を集計表に転記し、総合点を出します。(112ページ)

ステップ3

集計表をもとに、レーダーチャートをつくります。(113ページ)

■改善点をみつけるために、あなたの結果と比較してもらう参考データは、私がセミナーの講師としてお手伝いしたときの資料です。

- 歯科衛生士のプロフィール
  平成14年7月調査　協力者50人
  経験年数　1年未満 11人　1年以上〜3年未満 15人
  　　　　　3年以上〜5年未満 6人　5年以上18人
  平均年数　5.1年　平均年齢　26.0歳

- 歯科助手(歯科受付秘書を含む)のプロフィール
  平成14年3月調査　協力者30人
  経験年数　1年未満 10人　1年以上〜3年未満 4人
  　　　　　3年以上〜5年未満 5人　5年以上11人
  平均年数　4.7年　平均年齢　29.8歳

改善点をみつける指標

●指標1●

ステップ２の総合点をみます。他の人と比べいま自分がおかれたレベルを認識します。比較資料は図１、２です。

歯科医院で働いている歯科衛生士や歯科助手のなかで、自分がどれくらいのポジションにいるでしょうか。

総合点が平均値より低い人は、まず平均値より上になるよう目標値を定めます。

図1　歯科衛生士・6大項目の集計表

大項目	小項目	最大例	最小例	平均値
1 診療前のコミュニケーション	10（満点 20点）	18	9	12
2 患者さんがみえたとき、受付·待合室でのコミュニケーション	15（満点 30点）	29	0	17
3 患者さんを待合室からチェア誘導するときのコミュニケーション	15（満点 30点）	30	19	25
4 診療前・診療中の患者さんへのコミュニケーション1	15（満点 30点）	29	22	24
5 診療前・診療中の患者さんへのコミュニケーション2	10（満点 20点）	20	8	14
6 診療後の患者さんへのコミュニケーション	15（満点 30点）	27	5	17
合　計	80（満点 160点）	153	63	109

図2　歯科助手（歯科受付秘書も含む）・6大項目の集計表

大項目	小項目	最大例	最小例	平均値
1 診療前のコミュニケーション	10（満点 20点）	17	9	11
2 患者さんがみえたとき、受付·待合室でのコミュニケーション	15（満点 30点）	28	18	19
3 患者さんを待合室からチェア誘導するときのコミュニケーション	15（満点 30点）	30	17	23
4 診療前・診療中の患者さんへのコミュニケーション1	15（満点 30点）	30	7	21
5 診療前・診療中の患者さんへのコミュニケーション2	10（満点 20点）	11	1	13
6 診療後の患者さんへのコミュニケーション	15（満点 30点）	26	8	19
合　計	80（満点 160点）	142	60	103

●指標2●

ステップ２の大項目の小計とステップ3のレーダーチャートをみます。

いま自分が他の人と比べ、平均値が低い大項目はどれか認識します。

比較資料は図１、２、３、４です。

平均値より低い人は、大項目の平均値より上になるよう目標値を定めます。

図3　歯科衛生士・6大項目のレーダーチャート

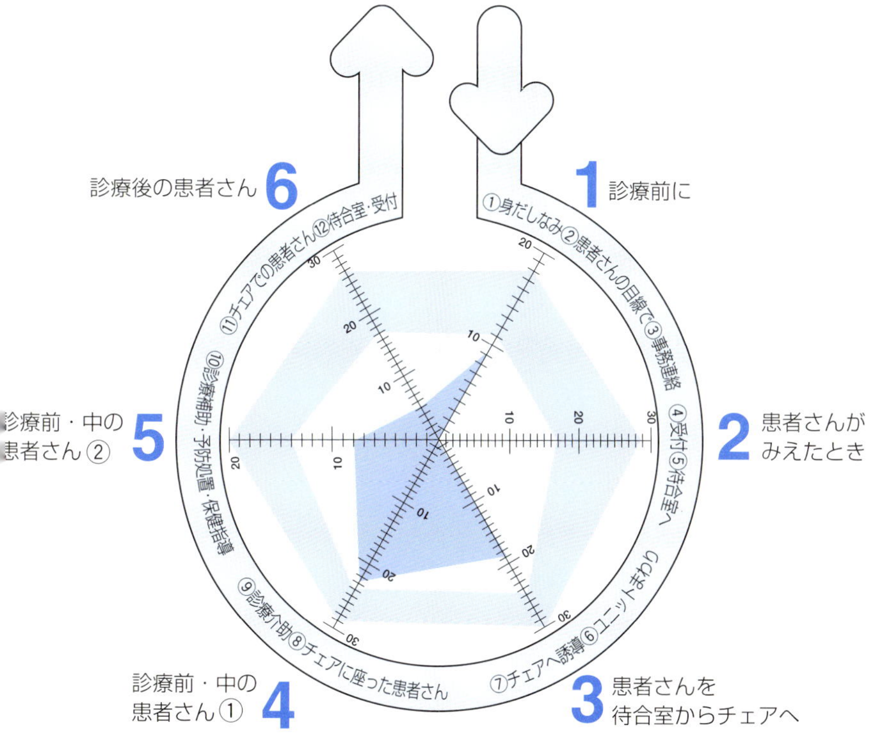

図4　歯科助手（歯科受付秘書も含む）・6大項目のレーダーチャート

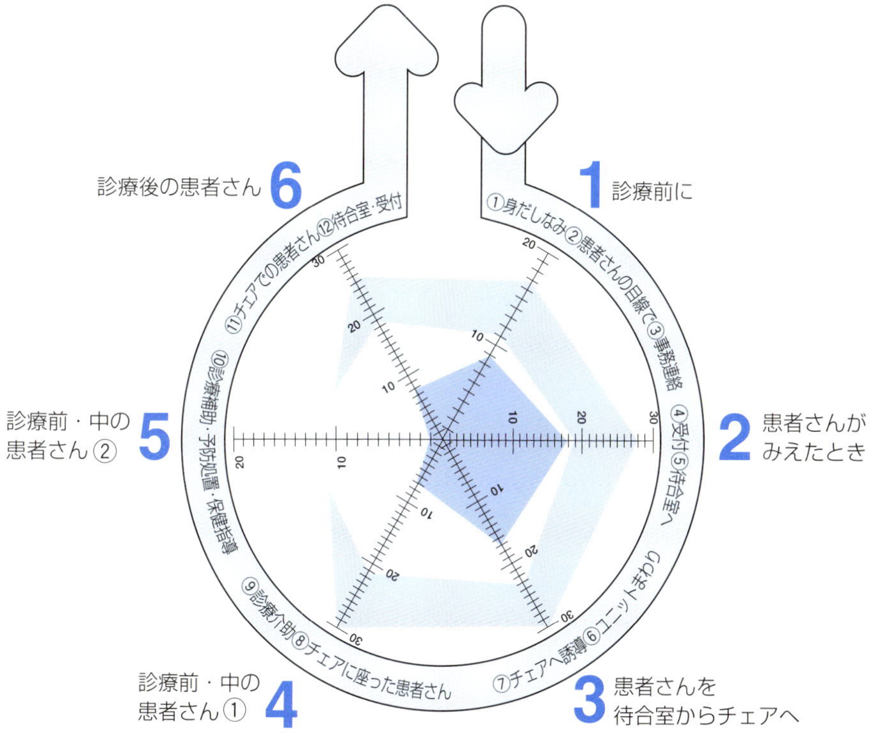

最高点事例

平均点

最低点事例

● 指標 3 ●

ステップ１の大項目ごとに決定的瞬間である小項目80の機能状況をみます。
いま自分が２点に評価しなかった項目はどれだったか振り返ります。
比較資料は、図５、６です。

■１点の評価項目は、

２点を目ざす改善点とします。自分の業務を充実させるために、本書の左ページにある解説を参考にしてください。比較資料のなかで、80％以上の人が２点に評価した項目は、他の項目より優先して改善していくとよいでしょう。

■０点の評価項目は、

その項目は、いま勤めている歯科医院が仕組み（システム）としておこなっているか（存在しているか）どうか確かめます。

●仕組みとしておこなっている（存在している）場合

・職種としてできる業務範囲であるが、いま自分がおこなっていないときは、院長と相談して自分の業務を拡大するかどうか指示してもらいます。

・職種としてできない業務範囲のときは、他の職種の人にお任せします。

●仕組みとしておこなっていない（存在していない）場合

・院長に、その項目が改善点として必要性があるかどうかを提案します。

・比較資料のなかで、39％以下の人しか２点に評価していない項目は、他の歯科医院より先がけておこなうのもよいでしょう。

図5　歯科衛生士・小項目80機能状況

調査をした評価基準は、歯科衛生士50人のうち何人が２点に記入したかで評価(単位%)しています。

大項目 1　診療前のコミュニケーション

点数／小項目	2点	1点	0点 (%)
1	48	52	0
2	78	20	2
3	96	4	0
4	42	8	50
5	88	12	0
6	0	34	66
7	34	42	24
8	22	38	40
9	34	38	28
10	4	36	60

1	たいへん機能(普及)している	80%以上
①	かなり機能(普及)している	60%〜79%
1	あまり機能(普及)していない	40%〜59%
1	ほとんど機能(普及)していない	39%以下

大項目 2　患者さんがみえたとき、受付・待合室でのコミュニケーション

点数／小項目	2点	1点	0点 (%)
1	46	40	14
2	74	10	16
3	30	38	32
4	50	36	14
5	34	38	28
6	44	30	26
7	36	44	20
8	64	12	24
9	2	10	88
10	38	22	40
11	44	30	26
12	46	26	28
13	32	42	26
14	30	44	26
15	44	26	30

大項目 3　患者さんを待合室からチェア誘導するときのコミュニケーション

点数／小項目	2点	1点	0点 (%)
1	88	12	0
2	94	6	0
3	66	30	4
4	58	28	14
5	44	56	0
6	74	26	0
7	80	20	0
8	60	34	6
9	66	32	2
10	22	62	16
11	56	42	2
12	60	30	10
13	86	14	0
14	86	12	2
15	82	16	2

大項目 **4** 診療前・診療中の患者さんへのコミュニケーション1

(%)

小項目＼点数	2点	1点	0点
1	82	5	13
2	83	17	0
3	83	17	0
4	86	7	7
5	74	26	0
6	74	20	6
7	74	20	6
8	74	26	0
9	86	14	0
10	83	17	0
11	100	0	0
12	74	20	6
13	74	20	6
14	67	26	7
15	86	14	0

大項目 **5** 診療前・診療中の患者さんへのコミュニケーション2

(%)

小項目＼点数	2点	1点	0点
1	6	20	74
2	58	40	2
3	68	30	2
4	24	66	10
5	46	44	10
6	56	44	0
7	58	34	8
8	66	28	6
9	70	30	0
10	62	3	8

大項目 **6** 診療後の患者さんへのコミュニケーション

(%)

小項目＼点数	2点	1点	0点
1	84	12	4
2	20	56	24
3	28	62	10
4	74	24	2
5	26	54	20
6	50	24	26
7	24	40	36
8	36	28	36
9	40	24	48
10	28	24	48
11	30	32	28
12	58	18	24
13	22	38	40
14	42	28	30
15	14	60	26

図6　歯科助手(歯科受付秘書も含む)・小項目80機能状況

調査をした評価基準は、歯科衛生士30人のうち何人が2点に記入したかで評価(単位%)しています。

大項目 1　診療前のコミュニケーション

点数 / 小項目	2点	1点	0点
1	37	57	6 (%)
2	77	20	3
3	67	30	3
4	20	10	70
5	90	10	0
6	6	24	70
7	43	40	17
8	30	43	27
9	6	40	54
10	6	50	44

記号	意味	割合
1	たいへん機能(普及)している	80%以上
1	かなり機能(普及)している	60%～79%
1	あまり機能(普及)していない	40%～59%
1	ほとんど機能(普及)していない	39%以下

大項目 2　患者さんがみえたとき、受付・待合室でのコミュニケーション

点数 / 小項目	2点	1点	0点
1	67	27	6 (%)
2	73	24	3
3	20	33	47
4	57	33	10
5	37	43	20
6	43	50	7
7	50	43	7
8	70	20	10
9	13	003	84
10	43	47	10
11	57	40	3
12	57	30	13
13	30	54	16
14	30	54	16
15	37	30	33

大項目 3　患者さんを待合室からチェア誘導するときのコミュニケーション

点数 / 小項目	2点	1点	0点
1	77	17	6 (%)
2	74	13	13
3	57	33	10
4	33	50	17
5	40	57	3
6	70	17	13
7	50	43	7
8	54	40	6
9	70	24	6
10	20	63	17
11	70	20	10
12	40	47	13
13	80	13	7
14	73	24	3
15	86	7	7

大項目 4　診療前・診療中の患者さんへのコミュニケーション1

小項目＼点数	2点	1点	0点
1	60	20	20 (%)
2	57	30	13
3	54	27	19
4	77	10	13
5	63	20	17
6	47	37	16
7	57	19	24
8	57	27	16
9	74	13	13
10	50	40	10
11	43	43	14
12	50	30	20
13	47	37	16
14	54	27	19
15	63	24	13

大項目 5　診療前・診療中の患者さんへのコミュニケーション2

小項目＼点数	2点	1点	0点
1	24	16	60 (%)
2	50	33	17
3	70	20	10
4	50	37	13
5	33	50	17
6	63	27	10
7	17	33	50
8	70	14	16
9	63	20	17
10	50	33	17

大項目 6　診療後の患者さんへのコミュニケーション

小項目＼点数	2点	1点	0点
1	84	0	16 (%)
2	47	37	16
3	50	37	13
4	80	17	3
5	33	57	10
6	54	33	13
7	37	43	20
8	54	27	19
9	20	33	47
10	37	24	39
11	50	30	20
12	70	10	20
13	13	37	50
14	40	37	23
15	40	33	27

おわりに

なぜ自己評価するのか、もう一度目的を認識しましょう。

1

“自己評価してみよう！　患者さんを迎えてから見送るまでの決定的瞬間80”の調査票を用い、自己評価した結果を分析し、改善点をみつけてもらいました。“あたりまえのこと”がいつでもできるように成長してほしいと思います。

2

改善することにより、歯科医療サービスの質―スタッフの接遇・応対サービス―を高めることができます。

3

医療サービスの質を高めることは、患者さんやその家族が、安心し、信頼し、そして満足することになります。

4

コ・デンタルスタッフの評判が、口コミで伝わり、顧客づくりに役立ちます。

歯科医療をとおして、患者さんとその家族、また、地域社会のために貢献し、さらに自分を磨くことを願っています。

■参考書

①エドワード・ホール（日高敏隆,佐藤信行訳）：かくれた次元；初版,
みすず書房,東京,1970（S45）.

②斉藤美津子：話しことばの科学；初版,サイマル出版会,東京,1971（S46）.

③斉藤美津子：続・話しことばの科学きき方の理論；初版,
サイマル出版会,東京,1972（S47）.

④マーク・L・ナップ（牧野成一・牧野泰子訳）：人間関係における非言語情報伝達；初版,
東海大学出版会,東京,1979（S54）.

⑤木戸幸聖：臨床におけるコミュニケーション；初版,創元社,東京,1983（S58）.

⑥マジョリー・F・ヴォーガス（石丸正訳）：非言語コミュニケーション；初版,
新潮社,東京,1987（S62）.

⑦ジョーン・ボリセンコ（伊東博訳）：からだに聞いてこころを調える；初版,
誠信書房,東京,1990（H2）.

⑧ヤン・カールソン（堤猶二訳）：真実の瞬間；初版,ダイヤモンド社,東京,1990（H2）.

⑨大田信男：コミュニケーション学入門；初版,大修館書店,東京,1994（H6）.

⑩東澤文二：図解仕事のカイゼン；第1版,日本実業出版社,東京,1996（H8）.

⑪ジェームズ・ショウ（和田正春訳）：顧客がサービスを決める時；第1版,
ダイヤモンド社,東京,1997（H9）.

⑫伊集院憲弘：社員第一、顧客第二主義；第1版,毎日新聞社,東京,1998（H10）.

⑬箕輪良行・佐藤紀一：医療現場のコミュニケーション；初版,
医学書院,東京,1999（H11）.

⑭渋谷昌三：しぐさ・ふるまいでわかる相手の心理；初版,
日本実業出版社,東京,1999（H11）.

⑮斉藤清二：はじめての医療面接；初版,医学書院,東京,2000（H12）.

⑯佐藤知恭：顧客ロイヤルティの経営；初版,日本経済新聞社,東京,2000（H12）.

⑰佐藤知恭：あなたが創る顧客満足；第1版,日本経済新聞社,東京,2000（H12）.

⑱日本HR協会編：医療現場のカイゼン；初版,同時代社,東京,2000（H12）.

⑲福井次矢監修,福井次矢他：メディカル・インタビュー・マニアル；初版,
インターメディカ,東京,2000（H12）.

⑳神田昌典：口コミ伝染病；第1版,フォレスト出版社,東京,2001（H13）.

㉑浦郷義郎：「真実の15秒」で個客をつかむ；第1版,光文社,東京,2001（H13）.

㉒町田いづみ・保坂隆：医療コミュニケーション入門；初版,星和書店,東京,2001（H13）.

㉓岸英光監修、浮世満里子：プロカウンセラーのコミュニケーションが上手になる技術；
初版,あさ出版,東京,2002（H14）.

■高津茂樹　プロフィール

平成14年10月1日現在

【経歴】

1937（昭和12）年　東京生まれ

1963（昭和38）年　日本大学歯学部卒業

1966（昭和41）年　横浜市開業、現在に至る

【過去の主なボランティア】

1972（昭和47）年～1983（昭和58）年　神奈川県歯科医師会
医療管理委員会　委員～委員長

1976（昭和 5）年～1973（昭和53）年　日本歯科医師会　医療管理委員会　委員

1983（昭和58）年～1989（平成元）年　神奈川県歯科医師会　医療管理理事

1992（平成 4）年～2002（平成14）年　日本歯科医療管理学会　専務理事

【現在の主なボランティア】

1994（平成 6）年　日本歯科医学会　理事

1997（平成 9）年　日本歯科医師会　医療管理委員会　委員～副委員長

2000（平成12）年　日本大学歯学部医療人間科学　兼任講師

2002（平成14）年　日本歯科医療管理学会　副会長

【著書・編著】

高津茂樹他共著　毎日さわやかに入れ歯とのつきあい方；わかば出版，1988（昭和63）.

高津茂樹他監修・共著　患者さんを迎えてから見送るまで歯科医院接遇・対応；
日本歯科評論社，1991（平成3）.

高津茂樹他監修・共著　診療室が変わる本；クインテッセンス出版，1993（平成5）.

高津茂樹他監修・共著　スタッフが変わる本；クインテッセンス出版，1997（平成9）.

高津茂樹他監修・共著　スタッフが変わる本2；クインテッセンス出版，1999（平成11）.

高津茂樹他監修・共著　経営を安定させる歯科チーム医療；クインテッセンス出版，
2000（平成12）.

歯科医院での対人コミュニケーション
自己評価できる決定的瞬間80

2002年 10 月 10 日　第 1 版第 1 刷発行

web page address http://www.quint-j.co.jp/
e-mail address : info@quint-j.co.jp

著　　者　高《たか》津《つ》 茂《しげ》樹《き》

発 行 人　佐々木一高

発 行 所　クインテッセンス出版株式会社
東京都文京区本郷３丁目２番６号　〒113-0033
クイントハウスビル　電話 (03) 5842-2270（代表）
(03) 5842-2272（営業部）
(03) 5842-2275（ザ・クインテッセンス）

表紙·本文デザイン　亀谷　進
本文イラスト　亀谷　佐和子
編集・制作　コムクリエイティブ2
印刷・製本　横山印刷株式会社

ISBN4-87417-739-5　C3047

定価は表紙に表示してあります